GAOZHIGAOZHUANANQUANJISHUGUANLIZHUANYEGUIHUAJIAOCAI

高职高专安全技术管理专业规划教材

职业健康技术与管理

人力资源和社会保障部教材办公室　组织编写

主　编　任国友
副主编　许素睿　叶建农

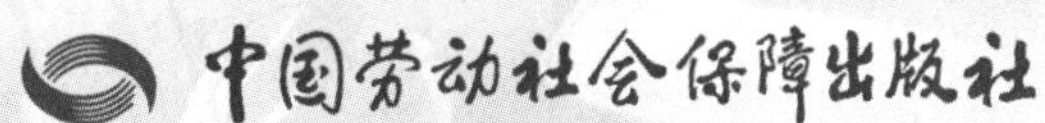
中国劳动社会保障出版社

图书在版编目(CIP)数据

职业健康技术与管理/任国友主编.-- 北京：中国劳动社会保障出版社，2018

高职高专安全技术管理专业规划教材

ISBN 978-7-5167-3490-2

Ⅰ.①职… Ⅱ.①任… Ⅲ.①劳动卫生-卫生管理-高等职业教育-教材 Ⅳ.①R13

中国版本图书馆CIP数据核字(2018)第104491号

中国劳动社会保障出版社出版发行

（北京市惠新东街1号 邮政编码：100029）

*

三河市华骏印务包装有限公司印刷装订 新华书店经销

787毫米×1092毫米 16开本 11.25印张 214千字

2018年6月第1版 2023年7月第4次印刷

定价：29.00元

营销中心电话：400-606-6496

出版社网址：http://www.class.com.cn

“高职高专安全技术管理专业规划教材”

编委会

内容简介

本书为国家级职业教育规划教材，是“高职高专安全技术管理专业规划教材”之一，属于专业核心课程，由人力资源和社会保障部教材办公室组织，根据“高等职业学校安全技术管理专业教学标准”编写。教材附有教学用电子课件（PPT）供免费下载，下载网址为中国人力资源和社会保障出版集团网站 http://www.class.com.cn。

本教材结合安全技术管理专业人才培养的最新要求，将职业健康管理理论与生产实践相结合，系统阐述了职业健康和职业病的基本概念、职业健康主体责任、职业病危害因素识别与分析、职业病危害因素检测与评价、粉尘危害与控制技术、化学毒物危害与控制技术、物理危害与防护技术以及企业职业健康管理制度编制实践等内容。

本教材可作为高等学校安全技术管理专业及相关专业教材使用，也可供从事企业职业卫生事业的工程技术人员、研究人员和管理人员参考阅读。

本教材由任国友担任主编并负责统稿，许素睿、叶建农担任副主编。其中内容：第一章和第四章由中国劳动关系学院任国友编写，第二章和第八章由中国劳动关系学院许素睿编写，第三章由中国劳动关系学院杨鑫刚编写，第五章由上海城建职业学院叶建农编写，第六章由北京工会干部学院陈秀珍编写，第七章由中国劳动关系学院赵秋生编写。

前　　言

安全生产事关人民群众生命财产安全，事关改革发展稳定大局，事关党和政府形象和声誉。党中央、国务院高度重视安全生产，确立了安全发展理念和“安全第一、预防为主、综合治理”的方针，采取一系列重大举措加强安全生产工作。近年来，随着我国经济建设的快速发展，社会和企业对安全生产应用型人才的需求量日益增多，这给高职高专安全技术管理专业建设带来了新的机遇和挑战。中国劳动社会保障出版社具有安全生产图书出版的传统优势，先后出版发行了高校安全工程专业研究生教材、全国高校安全工程专业本科规划教材和中等职业教育相关教材等。为了发挥专业教材出版优势，更有力地推动安全技术管理专业职业教育的发展和人才的培养，加强教材建设这一专业建设的重要基础工作，人力资源和社会保障部教材办公室组织全国高职高专相关院校的知名教师，系统地编写了“高职高专安全技术管理专业规划教材”，并由中国劳动社会保障出版社出版发行。

本套教材分为专业核心课程和专业方向核心课程两大类，其中，专业核心课程教材包括《安全生产法律法规》《安全管理》《安全心理学》《安全人机工程》《安全系统工程》《职业健康技术与管理》《安全评价实务》《事故预防与分析》《事故应急救援》《电气安全技术》《防火防爆技术》《安全监测与监控技术》《锅炉压力容器安全技术》《机械安全技术》《安全生产管理文书写作》，专业方向核心课程包括消防、矿山、建设、石油化工、交通运输、工贸等行业领域安全技术管理教材。

本套规划教材的编写注重满足高职高专安全技术管理专业教学课程体系的新发展和教学现状，力求创新，在吸收已有教材成果的基础上，将本学科的最新理论、技术和规范纳入教学内容，并与国家最新的相关政策法规、技术标准保持一致。为满足培养应用型人才的需求目标，整套教材加强了职业教育特色，避免纯理论阐述，强调以实际技能和职业需求带动教学。每种教材的技能实训内容丰富，提倡工学结合，增加了可操作性和工作实践性，为学生今后的职业生涯打下坚实的基础。

本套教材的每一种都附有教学用电子课件（PPT）供参考使用，可登录中国人力资源和社会保障出版集团网站 http://www.class.com.cn 免费下载。

在本套教材开发过程中，全国近 20 所高等院校、科研院所的近百名专家和教师积极参与了编写和审定工作，在此向他们表示衷心感谢！同时，由于时间和各因素制约，教材中难免有不足之处，期望专业领域专家和广大师生提出宝贵的意见和建议。

人力资源和社会保障部教材办公室

高职高专安全技术管理专业规划教材编委会

目录

第一章　职业健康管理概述

第二章　职业健康主体责任

第三章　职业病危害因素识别与分析

第四章　职业病危害因素监测与评价

第五章　粉尘危害与控制技术

第六章　化学毒物危害与控制技术

第七章　物理危害与防护技术

第八章　企业职业健康管理制度编制

第一章
职业健康管理概述

本章学习目标

★ 知识点：

1. 职业健康及职业病基本概念；
2. 我国职业健康监管体制；
3. 我国职业健康法律体系及其构成。

★ 技能点：

熟悉企业常用职业卫生标准编制方法。

第一节　职业健康监管体制

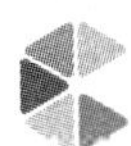

一、职业健康及职业病基本概念

1. 职业健康相关概念

在我国，由于行政监管和分工的不同，存在“劳动卫生”“职业卫生”和“职业健康”三种叫法，但其基本内涵相同，在本教材中3个术语通用。

（1）国际上的通行定义。国际职业卫生协会和美国工业卫生协会将职业卫生定义为：对工作场所内产生或存在的职业性有害因素及其健康损害进行识别、评估、预测和控制的一门科学。

（2）标准术语中的定义。在《职业卫生名词术语》（GBZ/T 224）中，将职业卫生定义为：是对工作场所内产生或存在的职业性有害因素及其健康损害进行识别、评估、预测和控制的一门科学。其目的是预防和保护劳动者免受职业性有害因素所致的健康影响和危险，使工作适应劳动者，促进和保障劳动者在职业活动中的身心健康和社会福利。

（3）本书中的定义。目前，大多数国家把劳动者的职业安全和职业健康问题统一归为职业安全卫生的范畴，称为职业安全卫生（Occupational Safety and Health），相关的法律为职业安全卫生法，政府设置唯一的执法机构。我国将劳动者的安全和健康问题分开管理，国家制定有《中华人民共和国安全生产法》（以下简称《安全生产法》）和《中华人民共和国职业病防治法》（以下简称《职业病防治法》）两部相关法律。在本书中，将安全生产定义为：安全生产是以防止职工在职业活动过程中发生各种伤亡事故为目的的工作领域及在法律、技术、设备、组织制度和教育等方面所采取的相应措施；职业健康是指防止劳动者在工作中受各种职业危害因素的伤害而导致的身心健康损害。

2. 职业病的概念、分类及预防原则

世界卫生组织（World Health Organization，WHO）将健康定义为：健康不仅是指没有疾病或虚弱，并且要有健全的机体、精神状态及社会适应能力。

（1）广义的职业病。广义的职业病泛指劳动者在工作及其他职业活动中，所有由职业因素引起或造成的特定疾病，又称为职业性病损。当职业病危害因素作用于人体的强度与时间超过一定限度时，机体不能代偿其所造成的功能性或器质性病理改变，从而出现相应的临床症状，影响了劳动能力时，这些疾病可称为职业病。

（2）法定职业病。《职业病防治法》第二条规定：本法所称职业病，是指企业、事业单位和个体经济组织等用人单位的劳动者在职业活动中，因接触粉尘、放射性物质和其他有毒、有害因素而引起的疾病。法定职业病必须具备 4 个要件：一是患病主体必须是企业、事业单位或者个体经济组织的劳动者；二是疾病必须是在从事职业活动的过程中产生的；三是疾病必须是因接触粉尘、放射性物质和其他有毒、有害物质等职业病危害因素而引起的；四是疾病必须是国家公布的职业病分类和目录所列的职业病。

（3）职业病分类。根据 2013 年原国家卫生计生委、人力资源社会保障部、原安全生产监管总局、全国总工会四部门联合印发的《职业病分类和目录》（国卫疾控发〔2013〕48 号），将职业病分为 10 类 132 种。

（4）职业病发病的影响因素。职业病发病一般与作用于人体的有害因素的性质、作用于人体的有害因素的量、接触者个体的健康状况及个体差异等因素有关。

（5）职业病预防原则。预防职业病危害应遵循以下三级预防原则：

1）一级预防，又称病因预防。采用有利于职业病防治的工艺、技术和材料，合理利用职业病防护设施及个人职业病防护用品，减少劳动者职业接触的机会，预防和控制职业危害的发生。

2）二级预防，又称发病预防，通过对劳动者进行职业健康监护，结合对环境中职业病危害因素的监测，以早期发现劳动者所遭受的职业危害。

3）三级预防，对患有职业病和遭受职业危害的劳动者进行合理的治疗和康复。

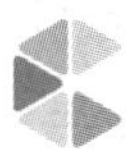

二、国际职业健康立法的发展情况

科学技术和工业化大生产的飞速发展，一方面给人类创造出了巨大的物质基础，大大提高了人类的生产效率和生活质量；另一方面伴随与此的是长期困扰人们的职业安全与职业健康问题，这促使一些国家的政府在工业化早期就建立职业安全卫生以及劳动保护的法规，以保障劳动者健康。

1. 自我认知自我管理阶段

早在12世纪前，由于生产技术水平低，生产力极端低下，职业能产生危害没有被社会认知。但在这一阶段，也有极少数矿工有所意识，并采取自我保护措施，如希腊人知道汞和铅具有毒性；矿工使用羊皮纸、动物膀胱等做成面罩，以减少与粉尘的接触等。

2. 行会自律阶段

在12—18世纪，随着贸易的发展，中欧采矿和冶炼技术及生产效率不断提高。与此同时，粉尘等危害也较以前加大，职业危害已被社会熟知。出于对职业危害的担心，欧洲成立了工人行会，旨在帮助患病的矿工和那些去世矿工的家属。行会主要目标是给予职业病补助和殡葬补助。

3. 职业健康立法起步阶段

职业安全卫生的立法相对较晚。职业安全卫生和其立法的标志性变化发生在19世纪。18世纪末的工业革命，将传统的手工业生产转变为以机器为主的大工业生产，随之出现劳动者人数激增以及大量雇佣童工等问题。这个阶段，工人的健康被认为是与劳动相关的问题，1802年，英国颁布了《学徒健康与道德法》。该法将纺织厂童工每天的工作时间由16小时减少到12小时。1833年，英国颁布《工厂法》，对工人的劳动安全、卫生、福利作了规定，建立了检查员制度。检查员的主要任务是确认纺织厂童工的工作时间符合法律规定。任命专职检查员即确立了政府干预原则，为之后各国推动职业安全卫生全面发展奠定了基础。继英国颁布《工厂法》后，美国、日本、意大利、比利时等国家也先后颁布工厂法，限制工作时间。1840年，英国皇家委员会出版对采矿业工人状况的调查报告。报告中描述了矿工的危险工作条件和高发的事故，促使英国于1842年颁布《矿山法》，根据该法，建立了检查员制度。英国的安全生产状况在得到极大改善的同时，也引发多起诉讼。1842年，英国下院秘书埃德温·查德威克（Edwin Chadwick）向上议院递交关于英国劳动人群卫生状况的报告，这个著名的报告刺激英国政府于1848年通过《公共卫生法》，第一次赋予政府保护职业人群健康的责任。1880年，英国的《雇主责任法》确立了工伤领域的无过错责任原则，即工人在劳动过程中造成伤害，不管雇主有无直接的过错，都要承担赔偿责任，首次在法律原则的层面确立了对劳动者的特别保护。该法使劳动关系彻底摆脱了民事关系领域的传统认知，成为一个全新的社会法领域，在劳动法律发展史上具有划时代意义。1884年，德国率先实行社会保险制度，颁布了世界上第一部《工人赔偿法》。随后，其他国家相继颁布了本国的赔偿法。1906年，英国颁布《工人赔偿法》，奠定了职业安全与职业卫生成为同一性工作领域的基础。1911年，美国各州相继颁布州的《工人赔偿法》，开始只针对工伤赔偿，后来包括了职业病。

职业卫生立法经历了从自我负责、顾主责任到工伤保险的漫长过程。政府干预和无过错原则的确立，标志着现代职业卫生立法雏形已经形成。

4. 现代职业健康的诞生和发展

20世纪中叶的第三次工业革命，尤其是第二次世界大战后，科技使生产力水平倍增，原工厂法不管怎么修订都不能满足生产关系的需要。1970年，美国上千名铀矿工人集体患肺癌，促使争论已久的《职业安全卫生法》获得通过，奠定了职业安全卫生法律制度及工作体制的现代基础，标志着现代职业卫生的形成。美国《职业安全卫生法》的特点：一是使无过错原则得到完全贯彻，将保护劳动者权益作为出发点和落脚点；二是该法授权成立专门的执法机构——职业安全与卫生管理署（Occupational Safety and Health Administration，OSHA）和技术支撑机构——国家职业安全卫生研究所（National Institute for Occupational Safety and Health，NIOSH），使国家干预原则在制度上得到保障；三是将职业安全与职业卫生纳入统一的监管范畴。该法成为职业安全卫生方面立法的“蓝本”。1972年，日本模仿美国的《职业安全卫生法》颁布了《工业安全卫生法》；1974年，英国颁布了《职业安全卫生法》，其他主要工业化国家也陆续颁行了相同或相似的法律。就全面性、严谨性和措施有力方面而言，当数英国的《职业安全卫生法》。该法确立的现代安全卫生法规框架和管理机制不再是建立在过去经验的基础上，而是要对潜在的风险做出充分评估，具有预见性和前瞻性。

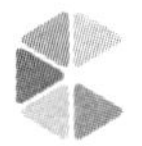

三、我国职业健康监管体制的发展历程

中华人民共和国成立以来，我国的职业卫生监督管理制度从无到有，不断发展。

1. 初步建立时期（1949—1997年）

1949年9月29日，在中国人民政治协商会议第一届全体会议通过的《中国人民政治协商会议共同纲领》中就提出了人民政府“实行工矿检查制度，以改进工矿的安全和卫生设备”。中央人民政府于1949年11月2日成立了中华人民共和国劳动部，在劳动部下设劳动保护司，负责全国的劳动保护工作。1956年5月，中共中央批示：“劳动部门必须早日制定必要的法规制度，同时迅速将国家监督机构建立起来，对各产业部门及其所属企业劳动保护工作实行监督检查。”同年5月25日，国务院在发布“三大规程”（即《工人安全卫生规程》《建筑安装工程安全技术规程》《工人职员伤亡事故报告规程》）的决议中指出：“各级劳动部门必须加强经常性的监督检查工作。”

1979年4月，经国务院批准，原国家劳动总局会同有关部门，从伤亡事故和职业病严重的采掘工业入手，研究加强安全卫生立法和国家监察问题。1983年5月，国务院批转的原劳动人事部、原国家经委和全国总工会《关于加强安全生产和劳动安全监察工作的报告的通知》指出：“劳动部门要尽快建立、健全劳动安全监察制度，加强安全监察机构，充实安全监察干部，监督检查生产部门和企业对各项安全法规的执行情况，认真履行职责，充分发挥应有的监察作用。”从而，我国全面确立了职业安全卫生国家监督管理制度。

1988年，根据第七届全国人民代表大会第一次会议批准的国务院机构改革方案，组建劳动部，根据主要职责，原劳动部成立了职业安全卫生监察局，是综合管理全国职业安全卫生工作的职能部门。该局下设职业卫生监察处，其主要职责是监督检查执行职业卫生法规情况，调查研究和掌握用人单位职业卫生状况，并提出对策；综合管理新建、改建、扩建企业和老企业改造中工程项目的职业安全卫生“三同时”（即生产经营单位新建、改建、扩建工程项目的安全设施与职业卫生设施，必须与主体工程同时设计、同时施工、同时投入生产和使用）的监察工作；管理职业安全卫生技术措施经费、行业试点和组织职业卫生技术措施综合评价；统计分析职业病的情况并制定对策；管理乡镇用人单位的职业卫生工作；处理女工、未成年工保护、工时休假、保健食品、提前退休和职业卫生的专业培训、考核发证等日常工作。

1994年7月，全国人民代表大会通过了《中华人民共和国劳动法》，进一步明确了劳动安全卫生国家监察体制。1995年6月，原劳动部颁布了《劳动安全卫生监察员管理办法》（劳部发〔1995〕260号）。这些对于完善职业安全卫生国家监督管理体制和建立一支政治觉悟高、业务能力强的职业安全卫生监督管理队伍，具有很大的推动作用。

2. 完善发展时期（1998—2005年）

为适应社会主义市场经济体制建设需要，1998年，政府机构按“政企分开”“精简、统一、高效”的原则进行改革，职业安全卫生监管体制发生了重大变化，将原劳动部承担的安全生产综合管理、职业安全监察、矿山安全监察职能交由原国家经济贸易委员会承担，并成立安全生产局。原劳动部承担的职业卫生监察（包括矿山卫生监察）职能交由原卫生部承担。

2000年12月，为适应我国安全生产工作的需要，进一步加强对安全生产工作的监督管理，预防和减少各类伤亡事故，国务院决定设立国家安全生产监督管理局（与国家煤矿安全监察局是一个机构、两块牌子），是综合管理全国安全生产工作、履行国家安全生产监督管理和煤矿安全监察职能的行政机构。

2003 年 10 月 23 日，中央机构编制委员会办公室下发了《关于国家安全生产监督管理局（国家煤矿安全监察局）主要职责内设机构和人员编制调整意见的通知》（中央编办发〔2003〕15 号）。该通知对职业卫生监管的职责进行了调整，国家安全生产监督管理局增加了工作场所职业卫生监督检查职责。

2005 年，国家安全生产监督管理局升格为国家安全生产监督管理总局，为国务院直属机构。同年，国家安全生产监督管理总局和卫生部联合下发了《关于职业卫生监督管理职责分工意见的通知》（卫监督发〔2005〕31 号），明确了卫生部、国家安全生产监督管理总局就职业卫生监督管理的职能分工与协作关系。

3. 快速发展时期（2006 年至今）

2010 年 10 月 8 日，中央编办印发了《关于职业卫生监管部门职责分工的通知》（中央编办发〔2010〕104 号），确定了职业卫生监管“防、治、保”（即职业病危害防治、职业病诊断治疗、职业病患者社会保障）三个环节分别由一个部门为主负责的指导原则，确立了国家安全生产监督管理总局在职业卫生预防环节依法实施监管的主体地位。此次职业卫生监管职责调整，是继 2003 年国家安全生产监督管理局承担工作场所职业卫生监督检查职责、2008 年国务院批准在国家安全生产监督管理总局设立职业安全健康监督管理司之后，完善职业卫生监管体制、加强职业卫生监管工作所采取的又一项重大举措。为贯彻落实《职业病防治法》《国家职业病防治规划（2009—2015 年）》和《国家职业病防治规划（2016—2020 年）》，加强职业病防治工作的组织领导，强化部门间协调配合，经国务院同意，建立了由卫生和计划生育委员会和国家安全生产监督管理总局牵头，中央宣传部、国家发展和改革委员会、工业和信息化部、财政部、人力资源和社会保障部、国务院国有资产监督管理委员会、全国总工会 9 个部门（单位）为成员的职业病防治工作部际联席会议，共同研究解决职业病防治工作中的重要问题。

2017 年 11 月 4 日，第十二届全国人民代表大会常务委员会第三十次会议通过了《关于修改〈中华人民共和国会计法〉等十一部法律的决定》，决定中对《职业病防治法》进行第三次修正。该法第九条规定，国家实行职业卫生监督制度。国务院安全生产监督管理部门、卫生行政部门、劳动保障行政部门依照本法和国务院确定的职责，负责全国职业病防治的监督管理工作。国务院有关部门在各自的职责范围内负责职业病防治的有关监督管理工作。县级以上地方人民政府安全生产监督管理部门、卫生行政部门、劳动保障行政部门依据各自职责，负责本行政区域内职业病防治的监督管理工作。县级以上地方人民政府有关部门在各自的职责范围内负责职业病防治的有关监督管理工作。县级以上人民政府安全生产监督管理部门、卫生行政部门、劳动保障行政部门应当加强沟通，密切配合，按照各自职责分工，依法行使职权，承担责任。

2018 年 3 月，中共中央印发了《深化党和国家机构改革方案》，决定将原国家安全生产监督管理总局职业安全健康监督管理职责归入新组建的国家卫生健康委员会。

第二节　职业健康法律体系

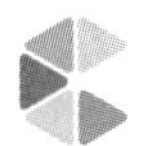

一、职业健康法律法规体系

中华人民共和国成立以来，政府陆续制定颁布了一系列的职业卫生法律、法规和规章，如《职业病防治法》《尘肺病防治条例》《工作场所职业卫生监督管理规定》《用人单位职业健康监护监督管理办法》等，以及数量较多的其他规范性文件，相关职业卫生标准也日益完善，在改善作业场所职业卫生条件、保护劳动者的职业健康权益等方面发挥了重要作用。按立法主体、法律效力的不同，我国的职业健康法律法规体系可分为宪法、法律、行政法规、部门规章、地方性法规、其他规范性文件及职业卫生标准。我国现行职业健康法律标准体系如图 1—1 所示。

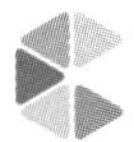

二、职业健康主要法律法规

1. 宪法

宪法是国家的根本大法，具有最高的法律效力。一切法律、行政法规和地方性法规都不得同宪法相抵触。《中华人民共和国宪法》第四十二条规定，国家通过各种途径，创造劳动就业条件，加强劳动保护，改善劳动条件，并在发展生产的基础上，提高劳动报酬和福利待遇。该条规定了职业安全卫生的基本要求，是职业卫生相关法律的基本依据。

2. 法律

法律由全国人民代表大会及其常务委员会制定。与职业卫生相关的法律主要有：

（1）《中华人民共和国职业病防治法》；

（2）《中华人民共和国安全生产法》；

（3）《中华人民共和国劳动法》；

（4）《中华人民共和国劳动合同法》。

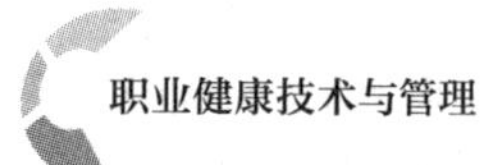

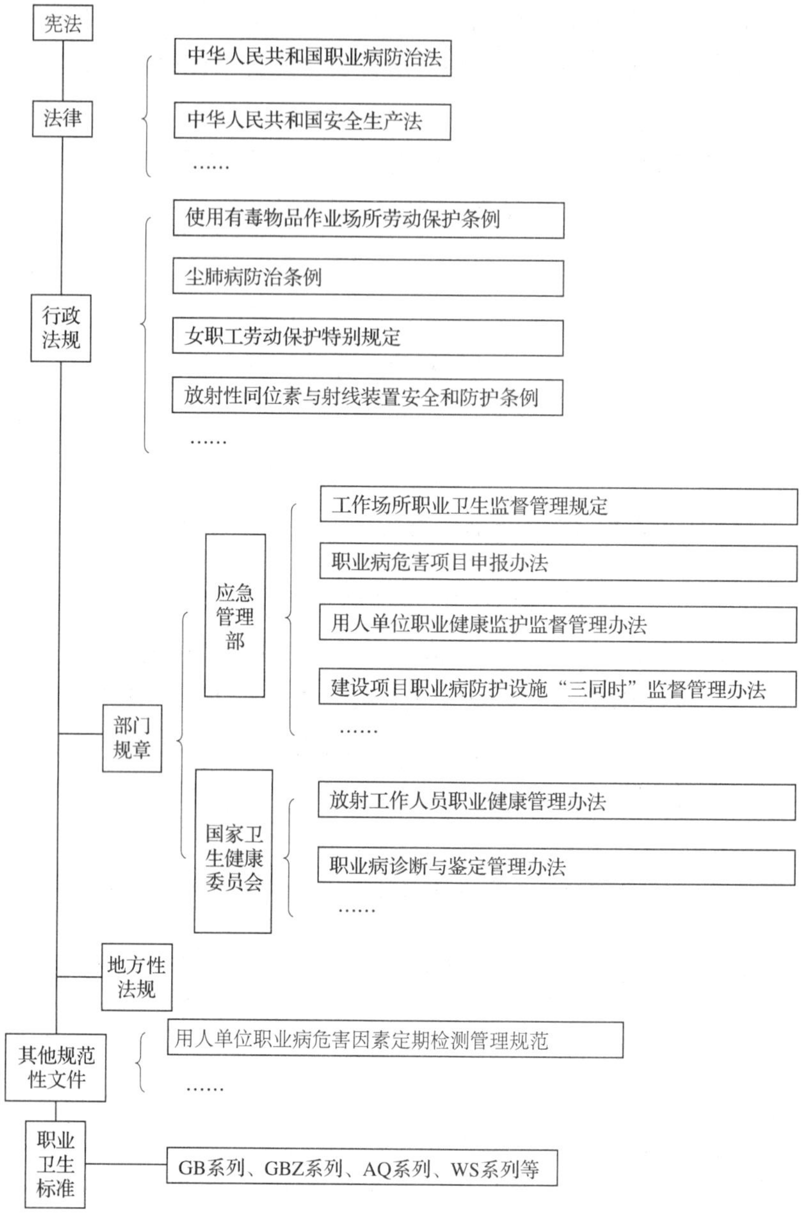

- 宪法
- 法律
  - 中华人民共和国职业病防治法
  - 中华人民共和国安全生产法
  - ……
- 行政法规
  - 使用有毒物品作业场所劳动保护条例
  - 尘肺病防治条例
  - 女职工劳动保护特别规定
  - 放射性同位素与射线装置安全和防护条例
  - ……
- 部门规章
  - 应急管理部
    - 工作场所职业卫生监督管理规定
    - 职业病危害项目申报办法
    - 用人单位职业健康监护监督管理办法
    - 建设项目职业病防护设施“三同时”监督管理办法
    - ……
  - 国家卫生健康委员会
    - 放射工作人员职业健康管理办法
    - 职业病诊断与鉴定管理办法
    - ……
- 地方性法规
- 其他规范性文件
  - 用人单位职业病危害因素定期检测管理规范
  - ……
- 职业卫生标准
  - GB系列、GBZ系列、AQ系列、WS系列等

图 1—1　我国现行职业健康法律体系框架

3. 行政法规

职业卫生行政法规由国务院根据宪法和有关法律制定，例如：

（1）《使用有毒物品作业场所劳动保护条例》；

（2）《尘肺病防治条例》；

（3）《女职工劳动保护特别规定》；

（4）《放射性同位素与射线装置安全和防护条例》。

4. 部门规章

职业卫生部门规章是指由国务院所属主管部门在法律规定的范围内，依据职责制定、颁布的有关职业卫生管理的规范性文件，例如：

（1）《工作场所职业卫生监督管理规定》；

（2）《职业病危害项目申报办法》；

（3）《用人单位职业健康监护监督管理办法》；

（4）《建设项目职业病防护设施“三同时”监督管理办法》；

（5）《职业卫生技术服务机构监督管理暂行办法》；

（6）《职业病诊断与鉴定管理办法》。

5. 地方性法规

地方性法规是指有立法权的地方国家机关依法制定与发布的规范性文件，如《福建省职业病防治条例》《上海市职业病防治条例》等。

6. 其他规范性文件

规范性文件通常是由国务院或职业卫生行政主管部门以通知等形式下发的规范某项职业卫生工作的文件，例如：

（1）《国家职业病防治规划（2016—2020年）》；

（2）《用人单位职业病危害因素定期检测管理规范》；

（3）《用人单位职业病危害告知与警示标识管理规范》；

（4）《职业卫生档案管理规范》；

（5）《用人单位劳动防护用品管理规范》；

（6）《职业病分类和目录》；

（7）《职业病危害因素分类目录》；

（8）《建设项目职业病危害风险分类管理目录》；

（9）《高毒物品目录》；

（10）《危险化学品目录》。

7. 职业卫生标准

职业卫生标准是根据《职业病防治法》的规定，以保护劳动者职业健康为目的，对劳动条件的卫生要求及有关职业卫生管理等做出的技术规定，是实施职业卫生法律、法规的技术规范，是职业卫生法律法规体系的组成部分，是贯彻实施职业卫生法律法规的重要技术依据，也是职业病防治工作监督管理的法定依据。

（1）职业卫生标准分类

1）按照标准类别划分。职业卫生标准可分为国家标准（GB）、国家职业卫生标准（GBZ）和行业标准（AQ、WS等）。

2）按照标准内容划分。职业卫生标准可分为职业卫生设计、防护管理、工程防护产品及其管理、职业接触限值、检测检验、职业病危害评价、个体防护、职业健康监护、职业病诊疗、职业工效学、化学物质毒性鉴定等类别。

3）按照标准效力划分。职业卫生标准可分为强制性标准（GB）、推荐性标准（GB/T）和指导性标准（GB/Z）。

（2）主要职业卫生标准。职业卫生标准主要包括以下几类：

1）工业企业职业卫生设计标准，如《工业企业设计卫生标准》（GBZ 1）等。

2）工作场所职业卫生标准，如《工作场所有害因素职业接触限值　化学有害因素》（GBZ 2.1）、《工作场所有害因素职业接触限值　物理因素》（GBZ 2.2）等。

3）职业病危害因素检测检验类标准，如《工作场所职业病危害因素检测工作规范》（AQ/T 4269）等。

4）防护与管理类标准，如《建设项目职业病防护设施设计专篇编制导则》（AQ/T 4233）等。

5）警示标识和报警设置类标准，如《高毒物品作业岗位职业病危害告知规范》（GBZ/T 203）等。

6）职业健康监护标准，如《职业健康监护技术规范》（GBZ 188）等。

7）职业病诊断标准，如《职业病诊断通则》（GBZ/T 265）等。

8）基础类标准和其他标准，如《职业病危害监察导则》（AQ/T 4234）、《作业场所职业卫生检查程序》（AQ/T 4235）等。

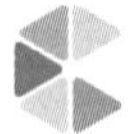

三、国际劳工公约和建议书

国际劳工公约和建议书是国际劳工标准的基本表现形式。国际劳工公约是指国际劳工组织制定的公约，对批准的成员国具有约束力，一经会员国批准，公约就对批准国具有约束力。国际劳工建议书主要是供各国在制定本国劳动法律时参考，其中绝大多数涉及职业安全卫生方面的内容。按照其内容，职业安全卫生方面的国际公约可划分为三类。

1. 第一类公约

第一类公约用来指导成员国为了达到安全健康的工作环境，保证工人的福利与尊严制定方针和措施。第一类公约主要包括：职业安全卫生公约（1981 年，No. 155），职业卫生设施公约（1985 年，No. 161），预防重大工业事故公约（1993 年，No. 174），促进职业安全与卫生框架的公约（2006 年，No. 187）。

2. 第二类公约

第二类公约主要针对特殊试剂（白铅、辐射、苯、石棉和化学品）、职业癌症、机械搬运、工作环境中的特殊危险而提供保护。第二类公约主要包括：石棉公约（1986

年，No. 162)，苯公约（1971年，No. 136)，职业癌症公约（1974年，No. 139)，辐射防护公约（1960年，No. 115)，作业场所安全使用化学品公约（1990年，No. 170)，机械防护公约（1963年，No. 119)，最大负重量公约（1967年，No. 127)，工作环境（空气污染、噪声和振动）公约（1977年，No. 148)。

3. 第三类公约

第三类公约主要针对某些经济活动部门（如建筑工业、商业和办公室及码头等）提供保护。第三类公约主要包括：商业和办公室卫生公约（1964年，No. 120)，码头工作职业安全卫生公约（1979年，No. 152)，建筑安全卫生公约（1988年，No. 167)，矿山安全卫生公约（1995年，No. 176)。

目前，我国共批准25个国际劳工公约，其中涉及职业安全卫生的有3个，分别是作业场所安全使用化学品公约（1990年，No. 170，1994年批准)、建筑业安全卫生公约（1988年，No. 167，2001年批准）和职业安全卫生公约（1981年，No. 155，2006年批准)。

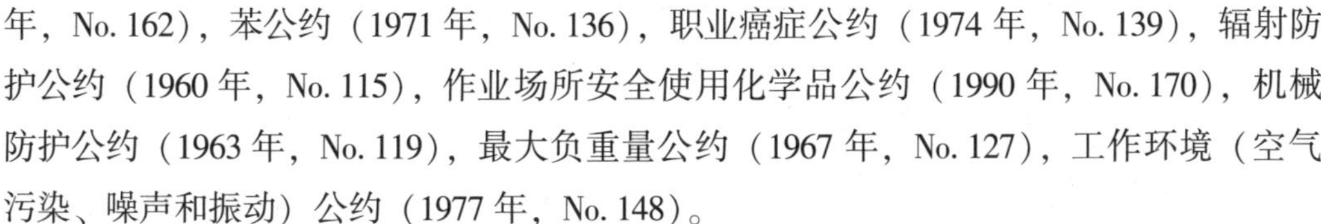

第三节　职业病危害因素

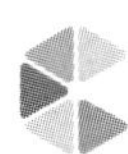

一、职业病危害因素的定义

职业病危害因素又称职业性危害因素，是指在职业活动中产生和（或）存在的、可能对职业人群健康、安全和作业能力造成不良影响的因素或条件，包括化学、物理、生物等因素。

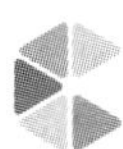

二、职业病危害因素分类

2015年11月17日，原国家卫生和计划生育委员会、原国家安全生产监督管理总局、人力资源和社会保障部、中华全国总工会联合修订颁布了《职业病危害因素分类目录》(国卫疾控发〔2015〕92号)，同时废止了2002年3月11日由原卫生部发布的目录。根据《职业病危害因素分类目录》，可将职业病危害因素分为：

1. 粉尘类

粉尘类职业病危害因素包括矽尘（游离SiO_2含量>10%)、煤尘、石墨粉尘等，以及目录未列出的其他可导致职业病的粉尘共52种。

2. 化学因素类

化学因素类职业病危害因素包括铅及其化合物（不包括四乙基铅)、汞及其化合

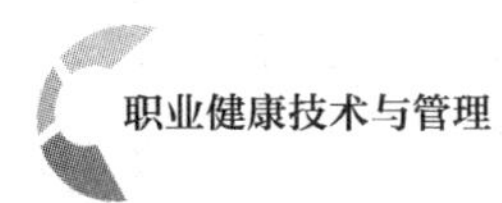

物、锰及其化合物、镉及其化合物等，以及目录未列出其他可导致职业病的化学因素共 375 种。

3. 物理因素类

物理类职业病危害因素包括噪声、高温、低温、振动等，以及目录未列出的其他可导致职业病的物理因素共 15 种。

4. 放射因素类

放射因素是指放射源和射线装置产生的 X、γ、α、β 射线等，包括密封放射源、非密封放射源、氡及其短寿命子（限于高氡暴露矿工）等，以及目录未列出的其他可导致职业病的放射因素共 8 种。

5. 生物因素类

生物因素类职业病危害因素包括艾滋病病毒（限于医疗卫生人员及人民警察）、布鲁氏菌、伯氏疏螺旋体、森林脑炎病毒、炭疽芽孢杆菌以及上述未列出的其他可导致职业病的生物因素共 6 种。

6. 其他因素类

其他因素类职业病危害因素包括金属烟、井下不良作业条件（限于井下工人）、刮研作业（限于刮研作业人员）共 3 种。

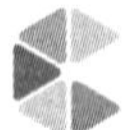

三、职业病危害因素识别与评估

1. 职业病危害因素识别方法

在职业卫生工作中，通过现场调查、工程分析、工作场所监测、职业流行病学调查以及实验室研究等方法，识别工作场所中的职业病危害因素，其目的在于辨识职业危害因素的种类、来源、存在形式、存在强度、危害程度等，为职业危害监测与评价、劳动者健康监护以及研究应采取的职业卫生控制措施等提供重要依据。同时，职业病危害因素的识别能力也是考核职业卫生工作者综合技术素质的重要指标，是职业卫生工作者必须具备的基本功。

2. 职业危害评估

职业危害的评估即判断职业危害的程度如何，包括对劳动者健康危害的评估、工作场所职业病危害因素水平的评估和职业危害风险的评估。

（1）对劳动者健康危害的评估。对劳动者健康危害的评估，主要技术方法有医学监护、职业流行病学调查、毒理学试验等研究和剂量与反应关系分析等。

（2）工作场所职业病危害因素水平的评估。工作场所职业病危害因素水平的评估需要重点考虑：一是评估作业场所是否符合国家职业卫生标准的要求，即职业病危害因素是否超标；二是评估防治措施的效果，通过现场监测，评价职业场所职业病危害因素污染的水平。通过现场调查，可确定劳动者接触危害因素时间的长短，据此评估劳动者接触水平，把现场监测结果与职业卫生限值进行比较，判断防护措施的效果。

（3）职业危害风险的评估。职业危害风险的评估是通过划分工作场所有害因素暴露等级，评估劳动者职业暴露风险程度，为工作场所职业病危害风险管理提供技术依据，预防并控制工作场所有害因素所致的职业病危害。

国内外提出许多关于职业危害风险评估模型和办法。传统上，主要根据把现场职业病危害因素检测的结果与职业卫生标准相比，结合危害因素的危害性大小和劳动者在劳动过程中的通气量，进行危害风险分级。这种做法存在一些问题：一是在实际工作中难以实施，如劳动者通气量的测定；二是如果职业病危害因素还没有卫生标准，则无法进行风险评估；三是没有考虑防治措施、管理措施和危害因素的特性等。经过多年的研究和实践，当今通行的观点认为职业病危害风险是危害特征风险和暴露风险的函数：前者依赖于物质固有的特性，如蒸发性、腐蚀性、颗粒大小、致癌性等；后者依赖于防治措施、管理措施、应急措施以及工作场所职业病危害因素的浓度高低等。

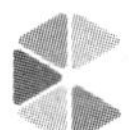

四、职业危害的工程预防与控制

无论是对危害的识别，还是对危害的评价，两者本身都不能防止职业危害的发生及其对健康的影响。因此，职业卫生的最终目标是控制工作环境中的健康危害，促进预防措施的实施，让劳动者拥有健康、安全和满意的职业场所。职业危害预防与控制措施有：替换、工程措施、管理措施和个体防护，如图 1—2 所示。

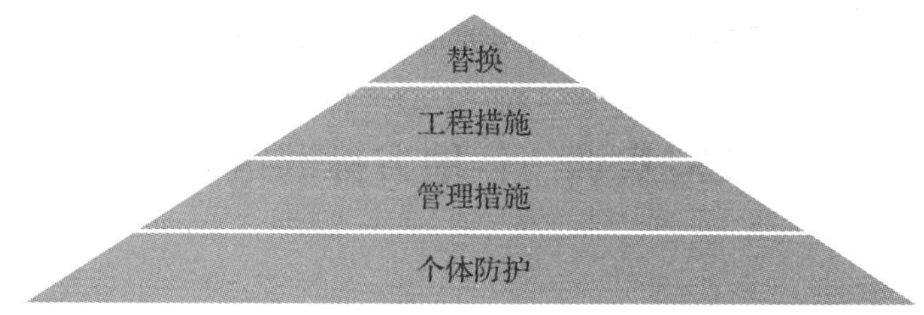

图 1—2 职业危害预防与控制措施金字塔示意图

1. 替换

替换是指用无毒代替有毒，低毒代替高毒。目前，能够替换的物质和技术很少，因此，工程措施是首选的措施。

2. 工程措施

工程措施是指通过改进机械设计、隔离和密闭技术、通风技术或湿式作业等技术消除或减少作业场所职业病危害因素浓度或强度。

3. 管理控制

管理控制是指对劳动者的培训教育、健康促进以及改变劳动者工作时间或方式等措施，以及改变在接触有害因素场所工作的时间或者改变工作方式以减少接触。管理控制可提高干预措施的效果，同时也存在以下不足：

（1）虽然工人轮岗制可减少工作日内总的平均接触量，但它会对大批工人造成高浓度短时间的接触。已知的许多物质毒性和作用方式，短期高峰接触比长时间平均接触危害更大。

（2）工作方式的改变会给工人带来很大的强迫性，同时给监测工作带来新任务，即如何实施和检验新的工作方式、效果如何等。

4. 个体防护

个体防护是补充措施，应作为最后使用的措施。在职业病危害因素超过职业卫生限值时，应使用个体防护用品。个体防护措施有一个致命的缺点，即不会减少或消除职业病危害因素，只是阻断了劳动者和职业病危害因素的接触。如果这个屏障失败，则劳动者会立刻暴露在职业病危害因素环境中。因此，劳动者必须正确佩戴和使用符合标准的个体防护用品。

复习思考题

1. 简述职业健康的概念。
2. 简述我国职业健康法律体系。
3. 职业病危害因素如何分类？
4. 如何进行职业病危害的工程预防与控制？

技能实训一：地方标准编制

一、实训目标

1. 掌握地方标准制定范围与分类方法。
2. 熟悉地方标准编制流程。

二、任务描述

1. 依据标准编制要求进行现场调研及文献资料整理与分析。
2. 应安排实验进行验证和测算，以确保相关的技术内容或指标科学合理、符合实际。

三、任务准备

准备相关技术标准和文献资料。

四、知识要点

1. 地方标准范围与分类

明确地方标准范围与分类。

2. 地方标准制定流程

明确地方标准制定流程，主要包括：调查分析，确定体系方案，编写编制说明，标准的审查（审定），标准报批，标准的批准、发布和出版，标准实施，标准的修改、补充，标准的定期复审。

3. 实验检测方法

依据具体检测对象选择适当的实验检测方法。

4. 标准征求意见稿结构与内容

主要包括下列内容：

(1) 工作简况，包括任务来源、协作单位、主要工作过程、起草组成员及其所做的主要工作等。

(2) 标准编制原则和确定标准主要内容，包括技术指标、参数、公式、性能要求、试验方法、检验规则等的依据（包括试验、统计数据）；地方标准修订项目还应当列出和原标准的主要差异情况。

(3) 试验验证，包括试验（或验证）准确度、可靠性、稳定性的分析和说明，实验结果综述等。

(4) 知识产权说明：标准涉及的相关知识产权说明。

(5) 采标情况：采用国际标准和国外先进标准的程度或与国内同类标准水平的比较。

(6) 重大意见分歧的处理，包括处理过程、依据和结果。

(7) 标准性质的建议说明：建议审批发布为推荐性标准或强制性标准的说明及理由。

(8) 其他应予说明的事项。

五、实训过程

1. 成立标准起草工作组

项目计划下达后，项目承担单位应及时组织相关人员成立标准起草工作组（以下简称起草组）。起草组的组成应体现权威性、代表性，一般不少于5人。项目负责人应为本行业或本专业的专家，一般应具有中级及以上技术职称，主要对标准质量及技术内容全面负责。起草组其他人员应具有较丰富的理论知识和实践经验，熟悉业务，了解标准化工作的相关规定并具有较强的文字表达能力。

2. 制订工作计划

起草组成立后，应首先制订工作计划。工作计划的内容包括：标准名称和范围的确定，制定标准的目的、意义及主要工作内容，工作安排及计划进度，工作内部分工，调研计划初步安排，与外单位协作项目和经费安排等。

3. 开展调查研究

起草组应首先广泛收集与起草标准有关的资料并加以研究、分析。如相关国际标准、国家标准、行业标准和地方标准，相关领域国内外发展概况，企业的实践经验、存在问题及解决办法，相关领域最新科研成果等。

4. 安排试验验证

有些标准可能涉及技术内容或指标，如性能要求、理化指标、有毒有害物质残留限量指标、试验方法等。对于相关的技术内容或指标，应安排试验进行验证和测算，以确保相关的技术内容或指标科学合理、符合实际。

5. 完成标准征求意见稿

标准起草过程中应组织相关专家进行多轮讨论，不断对标准草案进行修正完善，最后经起草组集体讨论后定稿，形成地方标准征求意见稿。在编写地方标准征求意见稿时，还应完成地方标准编制说明及有关附件的编写工作。

六、注意事项

客观调查典型企业工艺流程，并进行实际检测。

七、总结与思考

从编制流程是否完整的视角反思地方标准的符合性。

第二章
职业健康主体责任

本章学习目标

★ 知识点：

1. 职业病防治中各主体方的法律责任；
2. 从业人员的职业健康权利和义务；
3. 职业健康监护档案管理。

★ 技能点：

熟悉用人单位职业健康档案编制流程。

第一节 职业病防治的法律责任主体

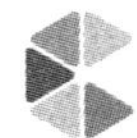

一、《职业病防治法》简介

《职业病防治法》是我国预防、控制和消除职业病危害，防治职业病，保护劳动者健康及其相关权益的一部专门法律，2001 年 10 月 27 日第九届全国人民代表大会常务委员会第二十四次会议通过。根据 2011 年 12 月 31 日第十一届全国人民代表大会常务委员会第二十四次会议《关于修改〈中华人民共和国职业病防治法〉的决定》第一次修正，根据 2016 年 7 月 2 日第十二届全国人民代表大会常务委员会第二十一次会议《关于修改〈中华人民共和国节约能源法〉等六部法律的决定》第二次修正，根据 2017 年 11 月 4 日第十二届全国人民代表大会常务委员会第三十次会议《关于修改〈中华人民共和国会计法〉等十一部法律的决定》第三次修正。《职业病防治法》对职业病防治工作确立了“预防为主、防治结合”的基本方针，明确了“用人单位负责、行政机关监管、行业自律、职工参与和社会监督”的机制，并实行“分类管理、综合治理”。

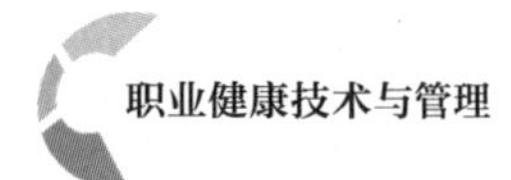

1. 立法目的

《职业病防治法》的立法目的是为了预防、控制和消除职业病危害，防治职业病，保护劳动者健康及其相关权益，促进经济社会发展。该法确立了职业病防治法律机制，为职业病防治提供了法律保障，具有重要的现实意义，并将产生深远的影响。

2. 适用范围

根据法律空间效力范围的普遍原则，《职业病防治法》适用于制定它的机关所管辖的全部领域，即中华人民共和国领域内的职业病防治活动。

3. 内容基本框架

《职业病防治法》共七章：第一章总则，明确了职业病防治工作的方针、机制，以及政府、有关部门、用人单位在职业病防治方面的基本职责。第二章前期预防，主要规定了用人单位职业卫生要求，建设单位职业危害申报，新建项目职业卫生预评价等。第三章劳动过程中的防护与管理，规定了用人单位应当履行的职责，劳动者的职业卫生保护权利，工会组织的权利和职责等。第四章职业病诊断与职业病病人保障，规定了职业病诊断机构的条件，职业病诊断中问题的处理，职业病病人的待遇等。第五章监督检查，明确安全生产监督管理部门履行监督检查职责时有权采取的措施，安全生产监督管理部门及其职业卫生监督执法人员履行职责时不得有的行为。第六章法律责任，规定了用人单位、职业卫生技术服务机构、医疗卫生机构、政府部门违法行为的法律责任等。第七章附则，明确有关用语的含义等内容。

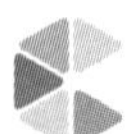

二、政府的监管主体

根据《职业病防治法》、中央编办《关于职业卫生监管部门职责分工的通知》（中央编办发〔2010〕104 号）以及原卫生部、原国家安全生产监督管理总局《关于职业卫生工作职能调整的公告》（2010 年第 21 号），明确了国务院有关部门在职业卫生监管方面的职责分工。

1. 国家卫生行政部门的职责

（1）负责会同国家安全生产监督管理、人力资源和社会保障等有关行政部门拟定职业病防治法律法规、职业病防治规划，组织制定发布国家职业卫生标准。

（2）负责监督管理职业病诊断与鉴定工作。

（3）组织开展重点职业病监测和专项调查，开展职业健康风险评估，研究提出职业病防治对策。

（4）负责化学品毒性鉴定、个人剂量监测、放射防护器材和含放射性产品检测等技术服务机构资质认定和监督管理；审批承担职业健康检查、职业病诊断的医疗卫生机构并进行监督管理；审批承担职业健康检查、职业病诊断的医疗卫生机构并进行监

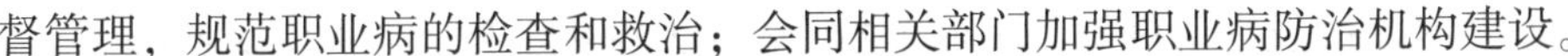

督管理，规范职业病的检查和救治；会同相关部门加强职业病防治机构建设。

（5）负责医疗机构放射性危害控制的监督管理。

（6）负责职业病报告的管理和发布，组织开展职业病防治科学研究。

（7）组织开展职业病防治法律法规和防治知识的宣传教育，开展职业人群健康促进工作。

2. 国家安全生产监督管理行政部门的职责

（1）起草职业卫生监管有关法规，制定用人单位职业卫生监管相关规章。组织拟定国家职业卫生标准中的用人单位职业危害因素工程控制、职业防护设施、个体职业防护等相关标准。

（2）负责用人单位职业卫生监督检查工作，依法监督用人单位贯彻执行国家有关职业病防治法律法规和标准情况。组织查处职业危害事故和违法违规行为。

（3）负责新建、改建、扩建工程项目和技术改造、技术引进项目的职业卫生“三同时”审查及监督检查。负责监督管理用人单位职业危害项目申报工作。

（4）负责依法管理职业卫生安全许可证的颁发工作。负责职业卫生检测、评价技术服务机构的资质认定和监督管理工作。组织指导并监督检查有关职业卫生培训工作。

（5）负责监督检查和督促用人单位依法建立职业危害因素检测、评价、劳动者职业健康监护、相关职业卫生检查等管理制度，监督检查和督促用人单位提供劳动者健康损害与职业史、职业危害接触关系等相关证明材料。

（6）负责汇总、分析职业危害因素检测、评价、劳动者职业健康监护等信息，向相关部门和机构提供职业卫生监督检查情况。

3. 人力资源和社会保障行政部门的职责

（1）负责劳动合同实施情况监管工作，督促用人单位依法签订劳动合同。

（2）依据职业病诊断结果，做好职业病病人的社会保障工作。

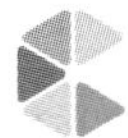

三、用人单位的责任主体

用人单位应当依照法律、法规要求，严格遵守国家职业卫生标准，落实职业病预防措施，从源头上控制和消除职业病危害。

1. 建立、健全职业病危害防治责任制

《职业病防治法》第五条规定，用人单位应当建立、健全职业病防治责任制，加强对职业病防治的管理，提高职业病防治水平，对本单位产生的职业病危害承担责任。

因此，用人单位必须建立、健全职业病危害防治责任制，严禁责任不落实就违法违规进行生产。

2. 保证工作场所符合职业卫生要求

《职业病防治法》第十五条规定，产生职业病危害的用人单位的设立除应当符合

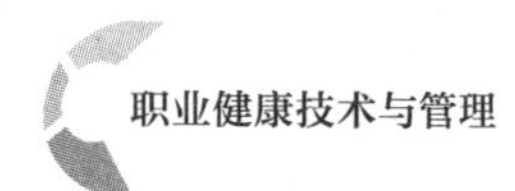

法律、行政法规规定的设立条件外，其工作场所还应当符合下列职业卫生要求：

（1）职业病危害因素的强度或者浓度符合国家职业卫生标准。

（2）有与职业病危害防护相适应的设施。

（3）生产布局合理，符合有害与无害作业分开的原则。

（4）有配套的更衣间、洗浴间、孕妇休息间等卫生设施。

（5）设备、工具、用具等设施符合保护劳动者生理、心理健康的要求。

（6）法律、行政法规和国务院卫生行政部门、安全生产监督管理部门关于保护劳动者健康的其他要求。

3. 设置职业病防护设施并保证有效运行，严禁不设置不使用

《职业病防治法》第二十二条第一款中规定，用人单位必须采用有效的职业病防护设施，并为劳动者提供个人使用的职业病防护用品。

4. 为劳动者配备符合要求的防护用品

《职业病防治法》第二十二条第二款中规定，用人单位为劳动者个人提供的职业病防护用品必须符合防治职业病的要求；不符合要求的，不得使用。

为劳动者提供个人使用的职业病防护用品是预防职业病的最后一道防线，因此要求用人单位必须为劳动者提供符合预防职业病要求的防护用品，严禁配发假冒伪劣防护用品。

5. 在工作场所与作业岗位设置警示标识和告知卡

《职业病防治法》第二十四条规定，产生职业病危害的用人单位，应当在醒目位置设置公告栏，公布有关职业病防治的规章制度、操作规程、职业病危害事故应急救援措施和工作场所职业病危害因素检测结果。对产生严重职业病危害的作业岗位，应当在其醒目位置，设置警示标识和中文警示说明。警示说明应当载明产生职业病危害的种类、后果、预防以及应急救治措施等内容。

《工作场所职业卫生监督管理规定》第十五条规定，存在或者产生职业病危害的工作场所、作业岗位、设备、设施，应当按照《工作场所职业病危害警示标识》（GBZ 158）的规定，在醒目位置设置图形、警示线、警示语句等警示标识和中文警示说明。警示说明应当载明产生职业病危害的种类、后果、预防和应急处置措施等内容。存在或产生高毒物品的作业岗位，应当按照《高毒物品作业岗位职业病危害告知规范》（GBZ/T 203）的规定，在醒目位置设置高毒物品告知卡。告知卡应当载明高毒物品的名称、理化特性、健康危害、防护措施及应急处理等告知内容与警示标识。

因此，进行职业病危害告知是用人单位对劳动者应尽的法律义务。工作场所与作业岗位设置警示标识和告知卡是用人单位在其工作场所进行危害告知的具体形式。警示告知能够引起劳动者对职业病危害的重视，提高劳动者的防范意识，进而提升其职业病危害防控能力。用人单位必须依法在工作场所与作业岗位设置警示标识和告知卡，

严禁隐瞒职业病危害。

6. 定期进行职业病危害因素检测

《职业病防治法》第二十六条第二款规定，用人单位应当按照国务院安全生产监督管理部门的规定，定期对工作场所进行职业病危害因素检测、评价。检测、评价结果存入用人单位职业卫生档案，定期向所在地安全生产监督管理部门报告并向劳动者公布。

《工作场所职业卫生监督管理规定》第二十条第一款规定，存在职业病危害因素的用人单位，应当委托具有相应资质的职业卫生技术服务机构，每年至少进行一次职业病危害因素检测。

委托具备资质的职业卫生技术服务机构开展职业病危害因素定期检测，是用人单位掌握其工作场所职业病危害及程度，以及检验用人单位职业病防护措施效果的主要途径。用人单位必须定期进行职业病危害因素检测，严禁弄虚作假或少检漏检。

7. 对劳动者进行职业卫生培训

《职业病防治法》第三十四条第二款规定，用人单位应当对劳动者进行上岗前的职业卫生培训和在岗期间的定期职业卫生培训，普及职业卫生知识，督促劳动者遵守职业病防治法律、法规、规章和操作规程，指导劳动者正确使用职业病防护设备和个人使用的职业病防护用品。

做好劳动者职业卫生培训，普及职业卫生知识，督促劳动者遵守职业病防治法律、法规、规章和操作规程，指导劳动者正确使用职业病防护设施和个人使用的职业病防护用品是帮助劳动者树立职业病危害防治意识的重要措施，也是用人单位的法定义务。用人单位必须对劳动者进行职业卫生培训，严禁不培训或培训不合格上岗。

8. 组织劳动者职业健康检查并建立监护档案

《职业病防治法》第三十六条规定，用人单位应当为劳动者建立职业健康监护档案，并按照规定的期限妥善保存。职业健康监护档案应当包括劳动者的职业史、职业病危害接触史、职业健康检查结果和职业病诊疗等有关个人健康资料。劳动者离开用人单位时，有权索取本人职业健康监护档案复印件，用人单位应当如实、无偿提供，并在所提供的复印件上签章。

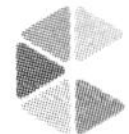

四、工会及其他监督主体

《职业病防治法》第四十条规定，工会组织应当督促并协助用人单位开展职业卫生宣传教育和培训，有权对用人单位的职业病防治工作提出意见和建议，依法代表劳动者与用人单位签订劳动安全卫生专项集体合同，与用人单位就劳动者反映的有关职业病防治的问题进行协调并督促解决。

工会组织对用人单位违反职业病防治法律、法规，侵犯劳动者合法权益的行为，有权要求纠正；产生严重职业病危害时，有权要求采取防护措施，或者向政府有关部门建议采取强制性措施；发生职业病危害事故时，有权参与事故调查处理；发现危及劳动者生命健康的情形时，有权向用人单位建议组织劳动者撤离危险现场，用人单位应当立即处理。

第二节　职业健康主体责任

用人单位应当加强职业病防治工作，为劳动者提供符合法律、法规、规章、国家职业卫生标准的工作环境和条件，并采取有效措施保障劳动者的职业健康。用人单位是职业病防治的责任主体，对本单位产生的职业病危害承担责任。

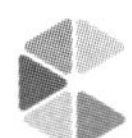

一、企业负责人的职业健康责任

1. 企业主要负责人职责

（1）企业法定代表人是企业安全生产和职业卫生的第一责任人，对企业的安全生产和职业卫生工作全面负责。

（2）贯彻执行国家有关安全生产和职业卫生方针、政策、法律、法规和标准。

（3）监督企业主管部门将安全生产和职业卫生的责任层层落实到主体单位。

（4）主持召开企业安全生产委员会会议，研究解决有关安全生产和职业卫生的重大问题。

（5）建立、健全企业安全生产和职业卫生管理机构，合理配备专职安全生产和职业卫生管理人员。

（6）负责审批企业安全生产和职业卫生事故应急救援预案。

（7）企业若发生重大安全生产和职业卫生事故，应及时组织抢险和善后处理，及时如实上报安全生产和职业卫生事故。

（8）督导各有关单位足额提取安全生产和职业卫生费用，确保安全生产和职业卫生投入的有效实施。

（9）高度重视安全生产和职业卫生工作，加强领导，督促各有关部门履行安全生产和职业卫生监督管理职责。

（10）督导企业全体职工的安全生产和职业卫生培训管理工作。

2. 工会主要负责人职责

（1）贯彻国家及总工会有关劳动保护和职业卫生的方针、政策，并监督执行，充分发挥群众监督在安全生产中的作用。

（2）加强对安全生产和职业卫生工作的监督，对于任何单位和个人违反安全生产和职业卫生法律、法规的行为，有权检举和控告。开展安全生产和职业卫生的宣传，进行舆论监督。

（3）督导二级单位落实安全生产和职业卫生主体责任。

（4）审查二级单位劳动防护用品和作业环境、安全生产和职业卫生管理规章制度的制定。

（5）组织安排开展安全生产和职业卫生知识竞赛和合理化建议活动。

（6）督促主管部门定期进行职工身体检查并建立、健全职业健康档案。

（7）做好女工劳动保护工作，并定期进行监督检查。

（8）参与企业有关安全生产和职业卫生方面的检查、评比、考核、表彰等工作。

（9）协助做好伤亡事故的善后处理工作。

3. 其他主要负责人职责

（1）对分管部门或单位负有安全生产和职业卫生监管责任。

（2）贯彻落实国家及地方安全生产和职业卫生方面的方针、政策、法律、法规，协助企业主要负责人搞好安全生产和职业卫生工作，将安全生产和职业卫生主体责任落实到二级单位。

（3）督促主管部门起草企业年度安全生产和职业卫生工作目标、方针及工作计划，监督做好年度职业卫生培训工作。

（4）负责审查企业安全生产和职业卫生责任制度、管理制度，监督检查二级单位的落实与实施。

（5）负责企业中层以上领导干部安全生产和职业卫生教育。

（6）组织生产、安全职能部门对二级单位安全生产和职业卫生事故进行调查，并及时、如实上报。

（7）负责主持召开企业生产安全例会，研究公司生产、安全、职业卫生、消防等工作，协调和解决存在的问题。

（8）安排部署分管部门开展各项安全生产和职业卫生检查，发现较大的安全生产和职业卫生事故隐患后，及时督促安全生产和职业卫生主体责任单位限期整改。

（9）组织检查、监督二级企业安全生产和职业卫生应急救援预案的制定和演练。

（10）负责监督企业职业病防治管理工作。

4. 设备主要负责人职责

（1）对分管部门或单位负有安全生产和职业卫生监管责任。

（2）贯彻落实国家及地方安全生产和职业卫生方面的方针、政策、法律、法规，协助企业主要负责人搞好设备管理工作，将安全生产和职业卫生主体责任落实到二级

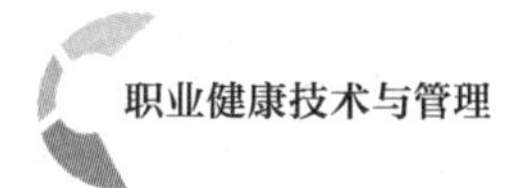

单位。

（3）负责审查有关设备管理的规章制度，监督检查二级单位的执行情况。

（4）安排部署分管部门开展各类设备管理的安全生产和职业卫生检查，发现较大的设备事故隐患，及时督促安全生产和职业卫生主体责任单位限期整改。

（5）负责主持召开企业生产设备专项会议，研究企业设备管理工作，协调和解决存在的问题。

5. 总工程师或技术负责人职责

（1）对分管部门或单位负有安全生产和职业卫生监管责任。

（2）监督二级公司及时修订、完善安全生产和职业卫生技术操作规程、工艺流程图等技术文件。

（3）积极采用新科技成果，提高安全生产和职业卫生的科技保障水平。

（4）组织技术力量参与事故分析、技术鉴定。

（5）监督公司重大新建、扩建项目依法实行安全生产和职业卫生设施“三同时”。

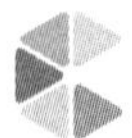

二、职能部门的职业健康责任

1. 安全生产和职业卫生主管部门职责

（1）贯彻落实《职业病防治法》及上级有关安全生产和职业卫生的政策、法律和指示。

（2）制定企业年度安全生产和职业卫生工作目标、方针及工作计划。

（3）组织员工进行安全生产和职业卫生培训。

（4）负责组织生产环境尘毒和物理因素的检测和分析。

（5）对新入厂职工进行就业前体检，对接触有毒有害因素的职工进行定期职业性体检和职业病普查工作，并进行登记、统计和报告。

（6）参与新、改、扩建项目的安全生产和职业卫生防护设施的设计审查、竣工验收，提出卫生监督建议，协助做好新装置的职业病危害预评价。

（7）建立、健全安全生产和职业卫生事故应急救援预案。

（8）负责职业病防治检查监督工作。

（9）编制年度计划和总结，建立、健全尘毒岗位有毒有害物质监测、职工职业健康档案。

（10）组织和编制防尘防毒技术措施，不断改善劳动条件。

2. 生产、技术部门职责

（1）组织编制、审批生产、技术方案并保证其符合安全生产和职业卫生管理要求。

(2) 组织开展安全生产和职业卫生技术研究工作，积极推广采用先进技术和装备。

(3) 参加重大事故的调查分析，吸取教训，完善施工生产中的安全生产和职业卫生技术措施。

(4) 贯彻生产、技术管理规定，监督、检查施工工艺操作规程执行情况，及时纠正存在的问题。

(5) 组织并检查对职工的有关安全生产和职业卫生技术的培训和考核。

3. 项目建设部门职责

(1) 监督项目建设单位建立安全生产和职业卫生责任制。

(2) 编制和完善新项目安全生产和职业卫生技术规程。

(3) 监督项目建设单位依法落实安全生产和职业卫生“三同时”工作。

4. 经营部门职责

(1) 制定经营、销售人员的安全生产和职业卫生管理制度和操作规程，体现预防为主的思想，组织实施并监督检查执行情况。

(2) 监督主管部门物资原材料、设备、备件、配件等质量符合国家标准。

(3) 把安全生产和职业卫生管理纳入物资和经营管理中，各项物资、经营工作有明确的安全生产和职业卫生指标，提交总经理批准后逐条落实。

5. 财务部门职责

(1) 认真执行国家财政主管部门关于安全生产和职业卫生技术措施经费提取使用的有关规定，并监督执行。

(2) 审查劳动防护用品、保健和防暑降温经费支出及合理使用情况。

(3) 组织召开公司经济活动分析会时分析安全生产和职业卫生投入情况，督促有关单位执行。

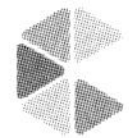

三、从业人员的职业健康权利与义务

1. 从业人员的职业卫生权利

在生产作业场所，从业人员直接受到职业病危害因素的侵袭，患职业病的可能性最大。所以职业卫生管理措施等最终都要落实到接触职业危害作业的从业人员身上。从业人员有权依照职业卫生的法律、法规的规定，享有合法的权益。

(1) 获得职业卫生教育、培训的权利。从业人员的这项职业卫生权利简称教育培训权。依据《工作场所职业卫生监督管理规定》第十条规定，用人单位应当对劳动者进行上岗前的职业卫生培训和在岗期间的定期职业卫生培训，普及职业卫生知识，督促劳动者遵守职业病防治的法律、法规、规章、国家职业卫生标准和操作规程。用人单位应当对职业病危害严重的岗位的劳动者，进行专门的职业卫生培训，经培训合格后方可上岗作业。因变更工艺、技术、设备、材料，或者岗位调整导致劳动者接触的职业病危害因素发生变化的，用人单位应当重新对劳动者进行上岗前的职业卫生培训。

（2）获得职业健康检查、职业病诊疗、康复等职业病防治服务的权利。从业人员的这项职业卫生权利简称职业健康防治权。从事接触职业危害作业的劳动者，有权获得职业健康检查，并了解检查结果。被诊断为患有职业病的职工有依法享有职业病待遇，接受治疗、康复和定期检查的权利。此外，未成年工、女职工、有职业禁忌的从业人员，依法享有特殊的职业健康保护的权利。

（3）了解工作场所产生或者可能产生的职业病危害因素、危害后果和应当采取的职业病防护措施。从业人员的这项职业卫生权利简称知情权。从业人员有权了解作业场所和工作岗位存在的职业病危害因素、危害后果，以及应采取的防范措施和事故应急措施，用人单位必须向职工如实告知，不得隐瞒和欺骗。《职业病防治法》第三十九条规定，劳动者享有了解工作场所产生或者可能产生的职业病危害因素、危害后果和应当采取的职业病防护措施的权利。

（4）要求用人单位提供符合防治职业病要求的职业病防护设施和个人使用的职业病防护用品，改善工作条件的权利。《职业病防治法》第二十二条规定，用人单位必须采用有效的职业病防护设施，并为劳动者提供个人使用的职业病防护用品。用人单位为劳动者个人提供的职业病防护用品必须符合防治职业病的要求；不符合要求的，不得使用。

（5）对违反职业病防治法律、法规以及危及生命健康的行为提出批评、检举和控告的权利。从业人员的这项职业卫生权利简称批评、检举和控告权。作业人员有权对违反有关职业病防治法律、法规以及危及生命健康的行为进行批评、检举和控告。职工在行使这一权利时，应注意检举和控告的事实必须真实，要实事求是。用人单位若因从业人员依法行使检举和控告权而降低其工资、福利等待遇或解除、终止劳动合同的，《职业病防治法》明确规定这种行为无效。

（6）拒绝违章指挥和强令进行没有职业病防护措施的作业的权利。从业人员的这项职业卫生权利简称拒绝权。

（7）参与用人单位职业卫生工作的民主管理，对职业病防治工作提出意见和建议的权利。从业人员的这项职业卫生权利简称参与决策权。用人单位应当保障劳动者的上述权利。

（8）职业病病人依法享有工伤保险和民事赔偿的权利。从业人员的这项职业卫生权利简称工伤保险和损害赔偿权。职业病病人除依法享有工伤社会保险外，依照有关民事法律，尚有获得赔偿的权利，有权向用人单位提出赔偿要求。为此，《职业病防治法》第五十八条规定，职业病病人除依法享有工伤保险外，依照有关民事法律，尚有获得赔偿的权利的，有权向用人单位提出赔偿要求。

2. 从业人员的职业健康义务

（1）遵守职业卫生规章制度和操作规程的义务。从业人员不仅要严格遵守职业卫生相关法律、法规，还要遵守本单位的规章制度和操作规程，增强法纪观念，提高防范职业危害事故意识，自觉遵章守纪，做到不违章、不冒险、不蛮干。为此，《职业病防治法》第三十四条第二款规定，用人单位应当督促劳动者遵守职业病防治法律、法规、规章和操作规程。

（2）正确使用、维护职业病防护设备和个人使用的职业病防护用品的义务。职业病防护用品是保护作业人员在劳动过程中生命与健康的一种防御装备，不同的职业病防护用品有其特定的防护作用和佩戴、使用规则及方法，只有正确佩戴和使用，才能真正起到防护作用。为此，《职业病防治法》第三十四条第三款规定，劳动者应当正确使用、维护职业病防护设备和个人使用的职业病防护用品。

（3）接受职业卫生教育培训的义务。从事接触职业危害作业的人员应依法参加职业卫生教育培训，了解掌握所从事岗位所需的职业健康相关知识，增强事故防范和应急处理能力。为此，《职业病防治法》第三十四条第二款规定，用人单位应当对劳动者进行上岗前的职业卫生培训和在岗期间的定期职业卫生培训，普及职业卫生知识。

（4）发现事故隐患及时上报的义务。作业人员发现职业危害事故隐患和不安全因素后，应及时向现场安全管理人员或本单位负责人报告，接到报告的人员应当及时予以处理。一般来说，报告得越早，接受报告的人员处理得越早，事故隐患和职业病危害因素造成的危害就越小。为此，《职业病防治法》第三十四条第三款规定，劳动者发现职业病危害事故隐患应当及时报告。

第三节 职业健康监护

依据《职业健康监护技术规范》（GBZ 188）规定，职业健康监护（Occupational Health Surveillance）是以预防为目的，根据劳动者的职业接触史，通过定期或不定期的医学健康检查和健康相关资料的收集，连续性地监测劳动者的健康状况，分析劳动者健康变化与所接触的职业病危害因素的关系，并及时地将健康检查和资料分析结果报告给用人单位和劳动者本人，以便及时采取干预措施，保护劳动者健康。职业健康监护主要包括职业健康检查和职业健康监护档案管理等内容。职业健康检查包括上岗前、在岗期间、离岗时和离岗后医学随访以及应急健康检查。

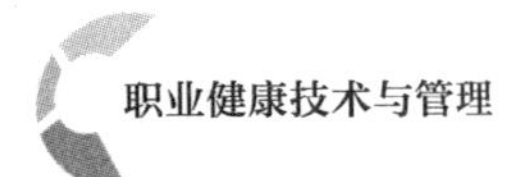

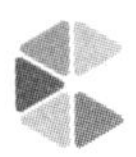

一、职业健康监护目的与原则

1. 职业健康监护目的

(1) 早期发现职业病、职业健康损害和职业禁忌证。

(2) 跟踪观察职业病及职业健康损害的发生、发展规律及分布情况。

(3) 评价职业健康损害与作业环境中职业病危害因素的关系及危害程度。

(4) 识别新的职业病危害因素和高危人群。

(5) 进行目标干预，包括改善作业环境条件，改革生产工艺，采用有效的防护设施和个人防护用品，对职业病患者及疑似职业病和有职业禁忌人员的处理与安置等。

(6) 评价预防和干预措施的效果。

(7) 为制定或修订卫生政策和职业病防治对策服务。

2. 开展职业健康监护的职业病危害因素的界定原则

在岗期间定期职业健康检查分为强制性和推荐性两种。

(1) 国家颁布的职业病危害因素分类目录中的危害因素，符合以下条件者应实行强制性职业健康监护：

1) 该危害因素有确定的慢性毒性作用，并能引起慢性职业病或慢性健康损害；或有确定的致癌性，在暴露人群中所引起的职业性癌症有一定的发病率。

2) 该因素对人的慢性毒性作用和健康损害或致癌作用尚不能肯定，但有动物实验或流行病学调查的证据，有可靠的技术方法，通过系统的健康监护可以提供进一步明确的证据。

3) 有一定数量的暴露人群。

(2) 国家颁布的职业病危害因素分类目录中的危害因素，只有急性毒性作用的以及对人体只有急性健康损害但有确定的职业禁忌证的，上岗前执行强制性健康监护，在岗期间执行推荐性健康监护。

(3) 如需对职业病危害因素分类目录以外的其他职业病危害因素开展职业健康监护，需通过专家评估后确定。评估标准包括：

1) 这种物质在国内正在使用或准备使用，且有一定量的暴露人群。

2) 有文献资料，主要是毒理学研究资料，确定其是否符合国家规定的有害化学物质的分类标准及其对健康损害的特点和类型。

3) 查阅流行病学资料及临床资料，有证据表明其存在损害劳动者健康的可能性或有理由怀疑在预期的使用情况下会损害劳动者健康。

4) 对这种物质可能引起的健康损害，是否有开展健康监护的正确、有效、可信的方法，需要确定其敏感性、特异性和阳性预计值。

5）健康监护能够对个体或群体的健康产生有利的结果。对个体可早期发现健康损害并采取有效的预防或治疗措施；对群体健康状况的评价可以预测危害程度和发展趋势，采取有效的干预措施。

6）健康监护的方法是劳动者可以接受的，检查结果有明确的解释。

7）符合医学伦理道德规范。

（4）有特殊健康要求的特殊作业人群应实行强制性健康监护。

3. 职业健康监护人群的界定原则

（1）接触需要开展强制性健康监护的职业病危害因素的人群，都应接受健康监护。

（2）在岗期间定期检查为推荐性的职业病危害因素，原则上可根据用人单位的安排接受健康监护。

（3）虽不是直接从事接触需要开展职业健康监护的职业病危害因素的作业，但工作环境中受到与直接接触人员同样的或几乎同样的接触，应视同职业性接触，需和直接接触人员一样接受健康监护。

（4）根据不同职业病危害因素暴露和发病的特点及剂量—效应关系，主要根据工作场所有害因素的浓度或强度以及个体累计暴露的时间长度和工种，确定需要开展健康监护的人群。

（5）离岗后健康检查的时间，主要根据有害因素致病的流行病学及临床特点、劳动者从事该作业的时间长短、工作场所有害因素的浓度等因素综合考虑确定。

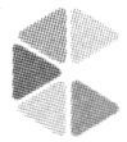

二、职业健康监护的种类与周期

职业健康监护分为上岗前职业健康检查、在岗期间职业健康检查、离岗时职业健康检查、离岗后健康检查和应急健康检查5类。

1. 上岗前职业健康检查

上岗前健康检查是指用人单位对准备从事某种接触职业病危害作业的劳动者在上岗前进行的健康检查，其主要目的是发现有无职业禁忌证，建立接触职业病危害因素人员的基础健康档案。其内容是分析工种或岗位存在的职业病危害因素及其对人体健康的影响，评价作业人员是否适合从事该工种或岗位作业。有职业禁忌证的人员接触特定职业病危害比一般人更易受害或发病，或接触可导致原有疾病加重，或在作业过程中诱发可能导致对他人健康构成危险的特殊生理或病理状态。

上岗前健康检查为强制性职业健康检查，应在开始从事有害作业前完成。下列人员应进行上岗前健康检查：

（1）拟从事接触职业病危害因素作业的新录用人员，包括转岗到该种作业岗位的

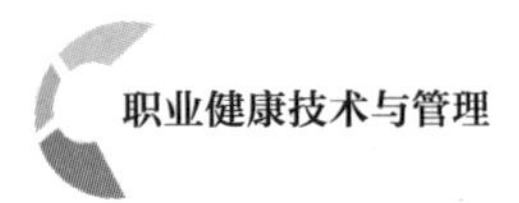

人员。

（2）拟从事有特殊健康要求作业的人员，如高处作业、电工作业、职业机动车驾驶作业等。

2. 在岗期间职业健康检查

在岗期间定期健康检查是指用人单位按照职业健康监护技术规范规定的体检周期，对长期从事接触规定的需要开展职业健康监护的职业病危害因素作业的劳动者进行的健康检查。

定期健康检查的目的主要是早期发现职业病病人或疑似职业病病人或劳动者的其他健康异常改变；及时发现有职业禁忌证的劳动者；通过动态观察劳动者群体健康变化，评价工作场所职业病危害因素的控制效果。

定期健康检查的周期根据不同职业病危害因素的性质、工作场所有害因素的浓度或强度、目标疾病的潜伏期和防护措施等因素决定。例如，接触苯的作业人员的健康检查周期为 1 年，接触铊及其无机化合物的作业人员的健康检查周期也为 1 年，而接触硫化氢的作业人员的健康检查周期为 3 年；接触同一职业病危害因素，根据不同的接触浓度，其健康检查周期也不相同，例如，劳动者接触游离二氧化硅粉尘作业，生产性粉尘作业分级Ⅰ级的健康检查周期为 2 年，生产性粉尘作业分级Ⅱ级及以上的健康检查周期为 1 年。

3. 离岗时职业健康检查

离岗时职业健康检查是指劳动者在准备调离或脱离所从事的职业病危害作业或岗位前所进行的健康检查。离岗时职业健康检查的主要目的是确定其在停止接触职业病危害因素时的健康状况，结合既往定期健康检查的资料，评价其从事的工作可能对其健康的影响。例如，某劳动者工作期间主要接触粉尘，在离岗时重点询问是否有咳嗽、咳痰、胸痛、呼吸困难等症状，或是否有气喘、咯血等症状，并重点进行呼吸系统和心血管系统的体格检查，同时进行后前位 X 射线高千伏胸片、心电图、肺功能等实验室的检查。

离岗健康检查一般应在离岗前 3 个月内完成，如在离岗前 3 个月内曾参加了定期健康检查，可视为离岗健康检查，一般情况下不应再进行离岗健康检查。

4. 离岗后健康检查

如劳动者接触的职业病危害因素具有慢性健康影响，所致职业病或职业肿瘤常有较长的潜伏期，故脱离后仍有可能发生职业病，需进行离岗后医学随访检查。如对在岗期间接受定期检查的锰及其无机化合物作业人员，为了监护这些劳动者离岗后职业性慢性锰中毒的发生情况，需对其安排进行离岗后医学随访检查。

离岗后健康检查时间的长短应根据有害因素致病的流行病学及临床特点、劳动者从事该作业的时间长短、工作场所有害因素的浓度等因素综合考虑确定。

有些需要根据劳动者接触该物质的时间确定随访时间，如针对接触锰及其无机化合物的劳动者，接触锰及其无机化合物工龄在10年（含10年）以下者，随访6年；接触工龄超过10年，随访12年，检查周期为3年。若接触锰工龄小于5年，且劳动者工作场所空气中锰浓度符合国家卫生标准，可以不随访。

接触有些物质的随访时间是固定的，如针对接触铍及其无机化合物的劳动者，不管接触该物质的作业时间的长短，随访时间均为10年，随访周期为2年。

接触有些物质的随访时间随劳动者体内负荷指标的变化而变化，如针对接触镉及其无机化合物的劳动者，劳动者离岗时健康检查尿镉>5 μmol/mol肌酐者，需要进行医学随访。不同的尿镉水平，随访时间不同：尿镉>10 μmol/mol肌酐者，随访时间为6年；尿镉>5 μmol/mol肌酐者，随访时间为3年，随访周期均为1年。若随访对象尿镉降至5 μmol/mol肌酐以下，可终止随访。

5. 应急健康检查

在出现以下两种情况时，需对相应的人员开展应急健康检查：

（1）当发生急性职业病危害事故时，根据事故处理的要求，对遭受或者可能遭受急性职业病危害的劳动者，应及时组织健康检查。依据检查结果和现场劳动卫生学调查，确定危害因素，为急救和治疗提供依据，控制职业病危害的继续蔓延和发展。应急健康检查应在事故发生后立即开始。

如某厂氯气罐泄漏，导致大部分工人吸入氯气，用人单位应立即安排当时在现场进行作业的劳动者和参与应急处理的劳动者进行应急检查，重点询问短期内吸入较大量氯气的作业史及胸闷、气短、气急、咳嗽、胸痛、哮喘等呼吸系统症状，重点检查呼吸系统和心血管系统，并开展血常规、肝功能、胸部X射线检查、心电图等实验室检查，以检查劳动者是否因氯气泄漏而发生氯气中毒或氯气所致的化学性眼灼伤。

（2）从事可能产生职业性传染病作业的劳动者，在疫情流行期或近期密切接触传染源者，应及时开展应急健康检查，随时监测疫情动态。

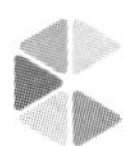

三、职业健康监护档案与管理

职业健康监护档案是健康监护全过程的客观记录资料，是系统地观察劳动者健康状况的变化、评价个体和群体健康损害的依据，其特征是资料的完整性、连续性。职业健康监护档案应包括用人单位职业健康监护管理档案、劳动者个人职业健康监护档案和其他档案。根据规定，用人单位应当为存在劳动关系的劳动者（含临时工）建立职业健康监护档案。劳动者名册应按照上岗前、在岗期间和离岗分别建立存档。

1. 用人单位职业健康监护档案

用人单位职业健康监护档案要至少包括下列内容：

（1）用人单位职业卫生管理组织组成、职责。

（2）职业健康监护制度和年度职业健康监护计划。

（3）历次职业健康检查的文书，包括委托协议书、职业健康检查机构的健康检查总结报告和评价报告。

（4）工作场所职业病危害因素检测结果。

（5）职业病诊断证明书和职业病报告卡。

（6）用人单位对职业病患者、患有职业禁忌证者和已出现职业相关健康损害劳动者的处理和安置记录。

（7）用人单位在职业健康监护中提供的其他资料和职业健康检查机构记录整理的相关资料。

（8）卫生行政部门要求的其他资料。

2. 劳动者个人职业健康监护档案

劳动者个人职业健康监护档案至少应包括下列内容：

（1）劳动者姓名、性别、年龄、籍贯、婚姻、文化程度、嗜好等一般概况。

（2）劳动者职业史、既往史和职业病危害接触史。

（3）职业健康检查结果及处理情况。

（4）职业病诊疗等健康资料。

3. 职业健康监护档案的管理

用人单位应当依法建立职业健康监护档案和用人单位职业健康监护管理档案，并按规定妥善保存。

职业健康监护档案应有专人管理，管理人员应保证档案只能用于保护劳动者健康的目的，并保证档案的保密性。

劳动者或劳动者委托代理人有权查阅劳动者个人的职业健康监护档案，用人单位不得拒绝或者提供虚假档案材料。

劳动者离开用人单位时，有权索取本人职业健康监护档案复印件，用人单位应当如实、无偿提供，并在所提供的复印件上签章。

复习思考题

1. 用人单位应落实哪些职业病防治的主体责任？

2. 企业主要负责人的职业健康职责是什么？企业职业健康管理部门应承担哪些职责？

3. 从业人员有哪些职业健康权利和义务？

4. 职业健康监护的种类有哪些？

技能实训二：用人单位职业健康档案编制

一、实训目标

1. 了解用人单位职业卫生档案和职业健康监护档案（简称两个档案）管理的法律要求。

2. 熟悉职业健康档案编制方法。

二、任务描述

1. 学会调研并制作相关表格。

2. 依据检查资料，填写并建立职业健康档案。

三、知识要点

1. 档案管理要求

（1）用人单位应按照职业病防治相关法律、法规及有关标准规范的要求建立两个档案，由职业卫生管理部门综合管理，制定借阅登记等管理制度并设专人管理。

（2）两个档案由 1 个汇总档案和 12 个分档案组成，汇总档案和 12 个分档案应分别使用统一的档案盒分类保存，档案盒应注明档案名称。

（3）其他要求。

2. 档案设置及主要内容

（1）汇总档案。应汇总的资料主要包括：本档案目录，分类档案目录，用人单位基本情况汇总一览表，其他应列入的资料等。

（2）分类档案。需分类的档案主要包括：职业卫生管理机构和责任制档案，职业卫生管理制度、操作规程档案，职业病危害因素种类清单、岗位分布及作业人员接触情况档案，职业病防护设施、应急救援设施档案，工作场所职业病危害因素检测、评价报告与记录档案，职业病防护用品管理档案，职业卫生培训档案，职业病危害事故报告与应急处置档案，职业健康检查汇总及处置档案，建设项目职业卫生“三同时”档案，职业卫生安全许可证、职业病危害项目申报档案，职业卫生监督检查及其他管理档案。

四、注意事项

1. 两个档案是职业卫生监督管理和监察执法的重要依据，应永久保存，妥善保管。当管理人员变化时，要做好交接工作。

2. 两个档案涉及职工个人隐私和单位的保密信息，应做好保密工作。

五、总结与思考

1. 两个档案是职业健康监管工作的重要依据和基础保障，试分析其重要性。

2. 两个档案的管理应结合当前企业信息化工作提高工作水平，试分析对管理人员有哪些新要求。

第三章

职业病危害因素识别与分析

本章学习目标

★ 知识点：

1. 职业病危害因素的来源；

2. 职业病危害因素识别与分析的原则、方法和程序。

★ 技能点：

熟悉重点行业的职业病危害因素识别与分析方法。

第一节　职业病危害因素的来源

职业病危害因素的来源可分为三种：生产工艺过程、劳动过程和生产环境。

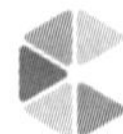

一、生产工艺过程中的有害因素

生产工艺过程中的有害因素随着生产技术、机器设备、使用材料和工艺流程的不同而变化，如与生产有关的原材料、工业毒物、粉尘、噪声、振动、高温、辐射、传染性因素等相关，具体可分为化学因素、物理因素、生物因素。

1. 化学因素

化学因素包括生产性粉尘和生产性毒物。

（1）生产性粉尘如矽尘（游离二氧化硅含量超过 10%的无机性粉尘）、石棉尘、煤尘、硅酸盐类粉尘、有机粉尘等。

（2）生产性毒物又称职业性毒物，指生产过程中存在的各种有毒化学物质，包括使用原料、辅助材料，也可以是生产过程中的中间产品、副产品、最终产品及废弃物等。生产性毒物在存在状态上可以为固态、液态、气态中的一种或多种形态，在生产环境空气中则多以气体、蒸气、粉尘、烟、雾等多种形式存在。

不同的生产环境存在的生产性毒物会有所不同，常见的生产性毒物有：

1）金属、类金属及其化合物，如铅、汞、镉、锰、磷、砷、硫等。

2）有机溶剂，如苯、甲苯、二甲苯、三氯乙烯、二硫化碳、四氯化碳等。

3）刺激性气体，常见的有氯气、氨气、氮氧化物、光气、氟化氢、二氧化硫等。

4）窒息性气体，常见的有一氧化碳、氯化氢、硫化氢等。

5）高分子化合物生产过程中的毒物，如氯乙烯、二氯乙烯。

6）农药，如有机磷农药、氨基甲酸酯类农药、拟除虫菊酯类农药等。

2. 物理因素

物理因素包括异常气象条件、异常气压、噪声、振动、非电离辐射、电离辐射。

（1）异常气象条件。高气温热辐射或高气温、高气湿作业环境可引起作业人员机体热平衡紊乱，导致中暑；低气温、高气湿，特别是同时存在较大的气流（风速）时，可引起冷损伤。

（2）异常气压。主要是高气压和低气压。作业人员在高气压条件下进行潜水或沉箱作业一定时间后，再返回正常气压环境工程中，如减压速度过快或减压幅度过大，可使溶解在人体组织和血液中的气体迅速形成气泡而阻塞血管和压迫组织，导致血液循环障碍或组织损伤，引起减压病（Decompression Sickness）；低气压作业如在海拔3 000 m以上的高空飞行、高原作业，机体如不能适应低气压和低氧环境，就可能发生航空病（Air Disease）和高原病（Mountain Sickness）。

（3）噪声。长期在强噪声环境中作业，可造成听觉系统和其他系统的损害。

（4）振动。接触全身振动作业可致晕动症，局部振动可导致手柄振动病。

（5）非电离辐射。非电离辐射是指紫外线、可见光、红外线、射频辐射（高频电磁场和微波）、激光等波段电磁辐射，主要可引起眼、皮肤等部位的损害。

（6）电离辐射。电离辐射是指可以引起受作用物质产生电离效应的辐射，主要包括X射线、γ射线等、α粒子、β粒子、质子、中子等。根据照射量的不同可引起机体产生急性、亚急性和慢性放射性损伤。

3. 生物因素

（1）致病微生物。致病微生物主要包括细菌（如炭疽杆菌、布氏杆菌等）、病毒（如森林脑膜炎病毒）、支原体、衣原体、钩端螺旋体和真菌等致病性微生物及其毒性产物。

（2）寄生虫。职业卫生学意义较大的寄生虫主要有钩虫、蜱类、螨类等，其他如蚊、蝇、松毛虫、桑毛虫等在职业活动过程中也可遇到。如今中国各类企业正积极开拓海外市场，以中非地区为例，员工将会面临很多当地疾病，疟疾、锥虫病、丝虫病、黄热病、登革热等，其中以疟疾最为普遍。疟疾俗称“打摆子”、脑痫、寒热病，是由疟原虫经按蚊叮咬传播的寄生虫病。在实际防治中，疟疾也一直是非洲国际工程项

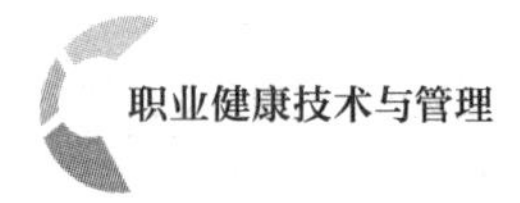

目的防范重点。

(3) 某些动植物产生的刺激性、毒性和变态反应性生物活性物质，如蚕丝、蚕茧、粪便、花粉、松毛虫和桑毛虫的毒性分泌物等，主要可引起哮喘、皮炎和外源性变态反应性肺泡炎。

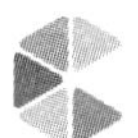

二、劳动过程中的有害因素

劳动过程中产生的有害因素主要与生产工艺中的劳动组织情况、生产设备布局、生产制度与作业人员体位和方式以及智能化程度有关。

1. 劳动组织和作息制度不合理

企业对职业卫生重要性的认识程度不够，未能实现企业经济效益与职工安全卫生同步发展，未能严格执行国家相关职业卫生的法律、法规、规章和标准，未能切实保障劳动者“人人享有职业安全与卫生”的合法权益，在劳动生产过程中，未建立合理的职业卫生和劳动制度，导致如轮班、倒班作息不合理，长期加班、加点等使劳动者产生疲劳和慢性累积性损伤。

2. 劳动强度过大或生产定额不当

如安排的作业量和劳动者身体状况不相适应等。

3. 劳动过程中的精神（心理）紧张

如在劳动过程中人与环境，或工作要求与劳动者实际能力之间存在较大差距或不相适应时，可产生职业性紧张。

4. 个别器官或系统过度紧张

过度紧张通常指“使用过度”，如视频显示终端作业引起的视力紧张；发音器官过度紧张可能引起机能性发音障碍、声带水肿及声带小结；运动器官过度紧张可能引起肩周炎、滑囊炎、神经肌痛、肌肉痉挛等。

5. 长时间处于某种不良作业体位或使用设计不合理的工具

如劳动过程中强迫体位可能引起下背痛、扁平足、下肢静脉曲张、脊柱变形以及慢性肌肉骨骼疾患等。

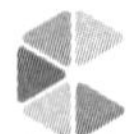

三、生产环境中的有害因素

生产环境主要是指作业场所的环境，有车间环境和自然环境。其中车间环境如室内厂房狭窄、车间位置及布局不合理；自然环境如照明不良与通风不畅、室外不良气象条件等因素对作业人员的影响。除此之外，还有防护装备及防护用品不符合标准等因素。

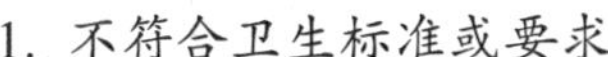
1. 不符合卫生标准或要求

（1）生产场所设计不符合卫生标准或要求，如厂房低矮、狭窄，布局不合理，将有害工序、工种和无害工序、工种等安排在同一车间内，并且车间内缺乏有效隔离措施和除尘、排毒等卫生防护设施。

（2）生产场所缺乏必要的卫生技术设施，如没有通气换风、照明、防尘、防毒、防噪声、防振动设备，或不能达到很好的效果。

2. 防护装备及防护用品不符合标准

为加强和规范劳动防护用品的监督管理，保障从业人员的安全与健康，根据安全生产法及有关法律、行政法规，原国家安全生产监督管理总局修改了《用人单位劳动防护用品管理规范》（安监总厅安健〔2018〕3号），但在实际生产过程中，部分企业仍会出现如下情况：不配发劳动防护用品、不按有关规定或者标准配发劳动防护用品、配发无安全标志的特种劳动防护用品、配发超过使用期限的劳动防护用品、劳动防护用品管理混乱等，由此对从业人员造成不同程度的职业危害甚至事故伤害。

3. 自然环境因素

自然环境因素，如炎热季节的太阳辐射所造成的高温作业环境、冬季的低温等。

职业病危害因素是导致职业性损害的病原性因素，即职业病危害因素的存在是引起职业性损害的必要条件，但并非所有的接触者都会产生职业性损害或职业病，只有当暴露者个体与职业危害因素接触机会、接触方式、接触时间、接触浓度（强度）达到一定水平，才会引起职业性病损，患职业病。

在实际的生产场所职业病危害因素往往不是单一存在，而是多种因素同时存在并联合作用，劳动者会同时或相继接触各种有害因素。如矿井工人可同时接触粉尘、振动、噪声、放射性气体等；铸造工人同时受高温、矽尘、噪声、振动、一氧化碳、金属烟尘等的作用；电焊工在通风不良的密闭区域操作时，除接触金属和焊割的烟尘外，由于紫外线和高温的存在，可将空气中的氧和氮合成氧化氮，并形成臭氧，对劳动者身体健康造成职业伤害甚至病损。

第二节　职业病危害因素的识别与分析

职业病危害因素识别与分析是指在职业卫生理论指导下，采用科学的方法分辨、识别、分析、预测建设项目与工作场所职业病危害因素存在的部位、方式、发生途径及其变化规律，用定性、定量的概念清楚地表示，并运用合乎逻辑的理论予以解释的一种实践过程。

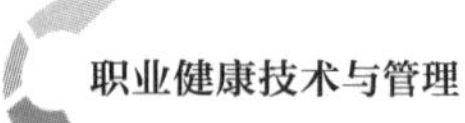

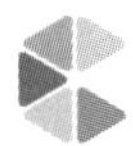

一、职业病危害因素识别与分析的基本原则

职业病危害因素识别与分析是建设项目与工作场所职业危害评价工作的基础，在识别中应遵循全面识别、主次分明、定性与定量相结合、科学性、系统性、预测性原则。

1. 全面识别原则

一般来说，某种工作场所包含的职业病危害因素是比较单纯的，而对于一个建设项目，特别是工艺复杂的建设项目，其整个生产过程中所包含的职业病危害因素是错综复杂的。为避免受工作人员知识结构缺陷或工作疏忽的影响，导致对项目的职业病危害因素识别不全，甚至发生重大遗漏，在进行职业病危害因素识别时，要求工作人员既要有娴熟的专业基础知识，包括职业卫生、卫生工程、卫生检验等，同时还要有丰富的现场工作经验和工业技术常识。在识别过程中，首先应遵守全面识别的原则，从建设项目工程内容、工艺流程、流料流程、维修检修等多方面入手，逐一识别，分类列出，然后对危害程度做进一步的定量研究。不仅要识别正常生产、操作过程中可能产生的职业病危害因素，还要分析在开车、停车、检修及事故等情况下可能产生的偶发性职业病危害因素。

2. 主次分明原则

全面识别职业病危害因素的目的是避免遗漏，而筛选主要职业病危害因素是为了去粗取精，抓住重点。在实际工作中，对建设项目可能存在的职业病危害因素种类、危害程度以及可能产生的后果等进行综合分析，也是为了筛选重点，抓住起主导作用的危害因素。此外，每一种危害因素会因其自身的理化特性、毒性、生产环境中存在的浓度（强度）及接触机会等的不同，对作业人员的危害程度相差甚远。因此，在识别过程中应做到主次分明，避免因追求面面俱到而分散精力。

3. 定性与定量相结合原则

在对职业病危害因素全面定性识别后，通常还需对主要职业病危害因素进行定量研究。通过现场采样分析，进一步判断其是否超过国家职业卫生标准的职业接触限值。

4. 科学性原则

职业病危害因素识别是分析建设项目职业危害存在状态和发生途径的一种手段，要求进行识别与分析时，必须以职业卫生理论作科学指导，用定性、定量的方式正确揭示职业病危害因素存在的部位、方式、发生途径及变化规律。

5. 系统性原则

职业病危害因素存在于生产活动的各个方面，因此要对建设项目进行系统、全面、详细的剖析，研究建设项目各个组成部分之间的相互关系，分析建设项目和作业场所中可能存在及产生的职业病危害因素。

6. 预测性原则

除了分析已知的职业病危害因素外，还要预测在发生突发事故之后可能产生或存在的危害因素，如化工厂发生燃烧、爆炸产生的高温危害等。

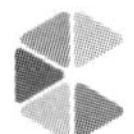

二、职业病危害因素识别与分析的常用方法

职业病危害因素识别与分析常用方法有类比法、资料复用法、经验法、检查表法、工程分析法、实测法和理论推算法。不同的方法有不同的优缺点，不同的项目有各自的特点，应根据实际情况综合运用、扬长避短，以期达到较好的效果。

1. 类比法

类比法是指利用与拟建项目类型相同的现有项目的职业病危害因素资料进行类推的识别方法。采用此方法时，应重点关注识别对象与类比对象之间的相似性，如工程一般特征的相似性，包括工艺路线、生产方法、原辅材料、产品结构等；职业卫生防护设施的相似性，包括有害因素产生途径、浓度（强度）与防护措施等；环境特征的相似性，主要包括气象条件、地理条件等。

类比法是建设项目职业危害预评价工作中最常用的识别方法。其优点是通过对类比企业进行现场调查和实际检测后，可对职业病危害因素进行直观定性和定量描述；缺点是识别对象与类比对象之间因可能存在的生产规模、工艺路线、生产设备等差别，导致职业病危害因素的种类和危害程度的差异。

在实际工作中，完全相同的类比对象是十分难找的，因此在进行类比定量识别时，应根据生产规模等工程与卫生防护特征、生产管理以及其他因素等实际情况进行必要的修正。

2. 资料复用法

资料复用法是指利用已完成的同类建设项目或从文献中检索到的同类建设项目的职业危害资料进行类比分析、定量和定性识别的方法。该法属于文献资料类比的范畴，具有简便易行等优点，但可靠性和准确性较难控制。

3. 经验法

经验法是指依据掌握的相关专业知识和实际工作经验，借助自身经验和判断能力对工作场所可能存在的职业病危害因素进行识别的方法。

该方法主要适用于一些传统行业中采用传统工艺的工作场所的识别。其优点是简便易行；缺点是识别准确性受评价人员知识面、经验和资料的限制，易出现遗漏和偏差。为弥补上述不足，可采用召开专家座谈会的方式交流意见、集思广益，使职业病危害因素识别结果更加全面、可靠。

4. 检查表法

检查表法是指为系统地识别工厂、车间、工段或装置、设备以及生产环境和劳动过程中产生的职业病危害因素，事先将要检查的内容以提问方式编制成表，以便进行系统检查。

检查表法可克服其他方法不系统、不全面、重点不突出等缺点，作为一种定性识别的方法有着广泛的用途。但是检查表的通用性差，对于不同行业、不同工艺的项目需要编制不同内容的检查表，且编制一张完整有效的检查表技术难度较大，该法适用于对传统行业传统工艺项目的识别，并应结合经验法一同使用。

5. 工程分析法

工程分析法是指对识别对象的生产工艺流程、生产设备布局、化学反应原理、所选原辅材料及其所含有毒杂质的名称、含量等进行分析，推测可能存在的职业病危害因素。

在应用新技术、新工艺的建设项目中，找不到类比对象与类比资料时，利用工程分析法来识别职业病危害因素是较为科学的分析方法。

6. 实测法

实测法是指采用仪器对工作场所可能存在的职业病危害因素进行现场采样分析的方法，可用于对职业病危害因素的定量识别、定性识别。实测法可用于建设项目职业危害控制效果评价和工作场所职业病危害因素的定期监测与评价，同样也可用于建设项目职业危害预评价。

在建设项目职业危害控制效果评价、工作场所职业病危害因素的定期监测与评价以及建设项目职业危害预评价类比调查等工作中，通常对已知职业病危害因素进行采样测定，属定量识别范畴。而用先进仪器设备对工作场所可能存在的职业病危害因素进行定性分析，则属于定性识别范畴。如用气相色谱质谱分析仪对工作场所空气中有害物质进行定性与定量分析，可以识别出一些工程分析法、经验法等难以发现的有害因素。

目前一些工业化学品供货商为推销产品，常常打出环保产品、绿色产品的旗号，或出于配方保密的目的，仅提供商品名和产品代号，导致使用部门对这些化学品组分并不了解，对可能产生的职业危害认识不足，对于这类危害因素的识别，实测法就能发挥较好的优势。

因此，实测法对识别生产与使用含混合有机溶剂的涂料、胶黏剂等工作场所的职业病危害因素十分有效。实测法所得结果客观真实，往往是建设项目职业危害评价结论和卫生监督结论的重要依据；缺点是投入的人力、物力大，时间长，测定项目不全或检测结果出现偏差时易导致识别结论的错误或遗漏。

7. 理论推算法

理论推算法是一种职业病危害因素定量识别的方法。利用有害物扩散的物理化学原理或噪声、电磁场等物理因素传播与叠加原理定量推算有害物存在浓度（强度）。

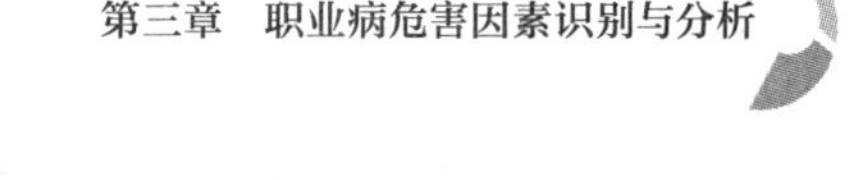

如利用毒物扩散数学模型可预测与毒物散发源一定距离的某工作地点的毒物浓度，可利用噪声叠加原理预测工房内增加噪声源后噪声强度的变化。

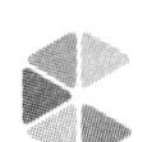

三、职业病危害因素识别与分析的基本程序

1. 职业病危害因素识别程序

建设项目职业病危害因素识别因目的不同而有不同的工作程序。在建设项目职业危害控制效果评价和职业病危害因素定期监测时，职业病危害因素识别工作的重点是现场调查。而在职业危害预评价时，重点则是根据项目的设计资料（可行性研究报告、初步设计等）提供的工程设计方案，进行资料调研和类比调查工作。

职业危害控制效果评价中的职业病危害因素识别主要包括收集资料、现场调查、工程分析、危害筛选等过程。

（1）收集资料。主要收集以下几个方面的资料：建设项目概况，生产过程中使用的原料、辅料、中间产物、产品及副产品情况，生产工艺情况，生产设备情况，所用化学品的理化特性与毒性指标，建设项目职业危害预评价报告，建设项目安全评价报告，建设项目环境影响评价报告。

（2）现场调查。重点关注以下几方面的问题：原料、辅料等加料口位置及其密封情况，毒性大、常温下挥发性强、易发生急性职业中毒岗位（物品）的管理，防尘、防毒、防噪声等卫生防护设施和管理措施运行情况，维修或抢修等特殊过程中职业危害情况，职业病危害因素影响范围与作业人员接触的关系，应急救援预案落实与演练情况。

（3）工程分析。工程分析主要包括以下内容：建设项目总平面布置；生产过程使用的原辅材料、中间产物、产品、副产品名称与用量或产量，有害杂质含量等；主要生产工艺、生产设备及其布局，以及职业危害因素交叉污染情况；职业危害防护措施落实情况。

（4）危害筛选。在深入分析、全面了解建设项目职业病危害因素后，应根据以下几个方面筛选主要的职业病危害因素，作为现场采样监测、进一步定量识别的依据：有害因素对人体危害性大、毒性高，现场浓度（强度）较高、出现机会多，作业人员接触人数多、机会多；有国家职业接触限值标准，有采样职业卫生检测国家标准。

对于一些通过现场调查、工程分析等还不能全面定性识别的建设项目，应采用气相色谱质谱分析仪等先进设备进行实测，以免遗漏重要的职业病危害因素。

2. 建设项目职业危害预评价

建设项目职业危害预评价中的职业病危害因素识别工作包括资料调研、类比调查、工程分析、职业病危害因素识别和主要危害因素预测等过程。

（1）资料调研。资料调研内容主要包括：全面研读建设项目设计资料（建设项目可行性研究报告、初步设计等），重点排查拟建项目生产过程中使用的原辅材料、中间产物、产品及副产品情况，主要生产设备及工艺选择情况，拟用化学品的理化特性与毒性指标。

（2）类比调查。为正确识别拟建项目职业病危害因素，可选择与拟建项目或评价单元相同的生产装置进行类比调查。通过类比对象现场调查，了解拟建项目可能存在的职业病危害因素及其强度。类比调查重点关注以下几方面问题：类比对象与拟建项目在原料、工艺、设备、防护等方面存在的异同点；生产过程中使用的原辅材料、中间产物、产品、副产品名称及其用量或产量，有害杂质含量；职业病危害因素影响范围与作业人员接触的情况；维修或抢修等过程中职业危害情况；应急救援预案，主要生产设备及职业卫生防护情况；类比对象建设项目职业危害预评价报告与控制效果评价报告，类比对象建设项目安全评价报告，类比对象建设项目环境影响评价报告；类比对象历年劳动者健康监护结果，以及劳动者对现场有害因素的感受等。

在职业危害预评价中并非每个建设项目都能找到有说服力的类比对象。因此，在实际工作中可以采取划分评价单元类比的方法，以评价单元为单位分别找出类比对象。如果仍找不到类比对象，可以采取工程分析法、经验法等其他方法来识别职业病危害因素。

（3）工程分析。通过对拟建项目的工程分析，推测可能存在的职业病危害因素。在找不到类比对象或类比对象不尽相同时，往往利用工程分析来识别职业病危害因素。

（4）职业病危害因素识别。从以下几个方面予以识别：所选原辅材料及其所含有毒杂质的名称、含量，生产工艺过程中产生的中间产物名称及转化情况，产品和副产品及其所含有毒杂质的名称与含量，作业岗位可能产生的职业病危害因素交叉污染情况，所选设备运行时可能产生的职业危害情况。

（5）主要危害因素预测。在深入分析、全面了解建设项目可能存在的职业病危害因素种类后，应根据以下几个方面筛选主要职业病危害因素，作为危害预测、进一步定量识别的依据：可能存在的有害因素对人体危害性大、毒性高，现场浓度（强度）可能较高、出现机会多，预计劳动者接触机会多，国家职业接触限值标准和采样检测国家标准。

3. 工作场所职业病危害因素的定期监测与评价

工作场所职业病危害因素的定期监测与评价是工业企业的一项常规职业卫生工作，开展工作的首要问题就是对监测或评价对象的职业病危害因素识别。其工作程序主要包括收集资料、现场调查、工程分析、危害筛选等过程，具体内容可参见建设项目职业危害控制效果评价工作中的职业病危害因素识别。但对下列问题应给予关注：认真查阅评价对象以往所做的职业危害控制效果评价或定期评价资料，从中获得职业病危害因素识别的一手资料；重点关注生产工艺、原辅材料、产品产量、卫生防护设施是否有改变，并分析其改变对评价对象职业病危害因素可能导致的影响；查阅工作人员健康监护资料，询问劳动者接触职业病危害因素后的自我感觉，从中发现可能遗漏的职业病危害因素新线索。

第三节　重点行业的职业病危害因素识别与分析

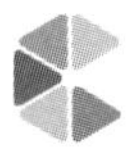

一、矿山行业生产过程中的职业病危害因素

1. 生产性粉尘

生产性粉尘是矿山行业中主要的有害因素，在矿山生产过程中，可产生大量的含硅量高的粉尘，矿工患尘肺病的可能性较高。

2. 有害气体

在矿山生产过程中可能会接触到瓦斯、一氧化碳、二氧化碳、氮氧化物、硫化氢等有害气体，浓度过高时可使人中毒、窒息，甚至死亡。

3. 不良气象条件

矿山井下气象条件的特点是气温高、湿度大、温差大。因此，矿工易患感冒、上呼吸道炎症及风湿性疾病。

4. 噪声和振动

由空压机、凿岩机、球磨机、风动工具、皮带运输机发出的噪声和振动，可引起职业性噪声聋和振动病。

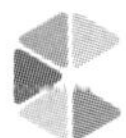

二、石油开采与加工行业的职业病危害因素

1. 油品蒸气

油品蒸气主要是低沸点的汽油蒸气，石油开采几乎所有作业地带空气中均可存在，尤其以装卸油台、储油罐区、轻质油泵房、常压减压蒸馏塔区等处较为严重。生产工人在其长期作用下，可发生神经衰弱综合征、眼和上呼吸道刺激症状、感觉型多发性神经炎等，甚至引起慢性中毒。

2. 苯和甲苯

酮苯脱蜡过程中用苯和甲苯作溶剂，生产工人在上述毒物的长期联合作用下，可发生神经衰弱综合征、出血倾向、白细胞减少等，甚至引起慢性苯中毒。

3. 硫化氢

在常压减压蒸馏、加氢精制（脱硫精制）、加氢裂化、延迟焦化等过程中，均可

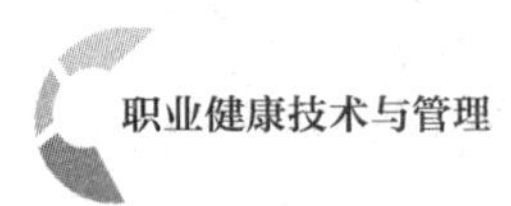

产生硫化氢。硫化氢可导致作业人员眼炎和急性中毒。

4. 四乙铅等化合物

在四乙铅中加入二氯乙烷、二溴乙烷或氯萘等配成乙基液，用作燃料汽油抗震添加剂，生产工人在四乙铅长期作用下，可发生神经衰弱综合征、多汗、多涎、“三低”症（血压低、体温低、脉率低）以及感觉型多发性神经炎等。此外，燃烧含硫燃料的加热炉、锅炉的烟气中可含有二氧化硫、一氧化碳和氮氧化物；在催化裂化、延迟焦化过程中可产生气体烃（甲烷、乙烯、丙烯、丁烯等）；使用Y型分子筛催化剂时，可有放射性稀土元素污染；在糠醛（或酚）精制过程中，可产生糠醛（或酚）蒸气引起中毒。

5. 粉尘

催化裂化用的微球硅酸铝在催化剂加料、再生过程中，工作地点空气中硅酸铝粉尘浓度可达4.5~89.2 mg/m^3；白土精制过程中，工作地点空气中白土粉尘浓度可达45.6~491.2 mg/m^3。生产工人长期吸入生产性粉尘可引起尘肺。

6. 不良气象条件

在炼油生产中，有各种加热炉的场所均为高温作业，热泵房气温可达40~50℃，蜡饼发汗室可达50~63℃，并伴有高气湿。此外，在常压减压蒸馏、催化裂化、延迟焦化等过程中均存在热源，可使工作地点气温升高，并伴有热辐射。在炎热季节，可能引起中暑，在冬季可使上呼吸道感染的患病率增高。

7. 噪声

加热炉、空气压缩机、空冷器、泵、大功率电机以及排气放空的管线和阀门处，均可产生强烈的噪声。噪声强度在管式加热炉工作地点可达100~125 dB（A），在油品泵房可达94~102 dB（A），在压缩机室可达93~97 dB（A）。工人在噪声的长期作用下，可致听力下降并伴有神经衰弱综合征，甚至引起噪声聋。

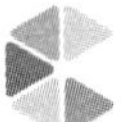

三、建筑与建筑材料行业的职业病危害因素

1. 粉尘

建筑行业在施工过程中产生多种粉尘，主要包括矽尘、水泥尘、电焊尘、石棉尘以及其他粉尘等。

（1）矽尘主要产生于挖土机、推土机、刮土机、铺路机、压路机、打桩机、钻孔机、凿岩机、碎石设备作业，挖方工程、土方工程、地下工程、竖井和隧道掘进作业，爆破作业，喷砂除锈作业，旧建筑物的拆除和翻修作业等。

（2）水泥尘主要产生于水泥运输、储存和使用作业等。

（3）电焊尘主要产生于电焊作业。

（4）石棉尘主要产生于保温工程、防腐工程、绝缘工程作业以及旧建筑物的拆除和翻修作业。

（5）其他粉尘。例如：木材加工产生木尘，钢筋、铝合金切割产生金属尘，炸药运输、储存和使用产生三硝基甲苯粉尘，装饰作业使用泥子粉产生混合粉尘，使用石棉代用品产生人造玻璃纤维、岩棉、渣棉粉尘等。

2. 噪声

建筑行业在施工过程中产生噪声，主要是机械性噪声和空气动力性噪声。

（1）机械性噪声。产生该类噪声的作业主要有：凿岩机、钻孔机、打桩机、挖土机、推土机、自卸车、挖泥船、升降机、起重机、混凝土搅拌机、传输机等作业，混凝土破碎机、碎石机、压路机、铺路机、移动沥青铺设机和整面机等作业，混凝土振动棒、电动圆锯、刨板机、金属切割机、电钻、磨光机、射钉枪类工具等作业，构架、模板的装卸、安装、拆除、清理、修复以及建筑物拆除作业等。

（2）空气动力性噪声。产生该类噪声的作业主要有：通风机、鼓风机、空气压缩机铆枪、发电机等作业，爆破作业，管道吹扫作业等。

3. 高温

建筑施工活动多为露天作业，受炎热气候影响较大。以中非建筑施工国际工程为例，地处高温、高湿的热带雨林，露天浇捣、木板搭建、岩壁钻孔等作业，易受高温危害，可导致中暑。除此之外，少数施工活动自身还存在热源（如沥青设备、焊接、预热等）。

4. 振动

部分建筑施工活动存在局部振动和全身振动危害。产生局部振动主要有振动棒、凿岩机、风钻、射钉枪类、电钻、电锯、砂轮磨光机等手动工具作业，产生全身振动主要有挖土机、推土机、刮土机、移动沥青铺设机和整面机、打桩机等施工机械以及运输车辆作业等。

5. 密闭空间

许多建筑施工活动存在密闭空间作业，主要包括：排水管、排水沟、螺旋桩、桩基井、桩井孔、地下管道、烟道、隧道、涵洞、地坑、箱体、密闭地下室等，以及其他通风不足的场所作业；密闭储罐、反应塔（釜）、炉等设备的安装作业；建筑材料运输的船舱、槽车装卸作业。

6. 化学毒物

许多建筑施工活动可产生多种化学毒物，主要有：爆破作业产生氮氧化物、一氧化碳等有毒气体；油漆、防腐作业产生苯、甲苯、二甲苯、四氯化碳、醇类、汽油等有机蒸气，以及铅、汞、镉、铬等金属毒物；防腐作业产生沥青烟；涂料作业产生甲醛、苯、甲苯、二甲苯，游离甲苯二异氰酸脂以及铅、汞、镉、铬等金属毒物；建筑物防水工程作业产生沥青烟、煤焦油、甲苯、二甲苯等有机溶剂，以及石棉、阴离子再生乳胶、聚氨酯、丙烯酸树脂、聚氯乙烯、环氧树脂、聚苯乙烯等化学品；路面敷设沥青作业产生沥青烟等；电焊作业产生锰、镁、铬、镍、铁等金属化合物、氮氧化物、一氧化碳、臭氧等；地下储罐等地下工作场所作业产生硫化氢、甲烷、一氧化碳等。

7. 其他因素

许多建筑施工活动还存在紫外线作业、电离辐射作业、高气压作业、低气压作业、低温作业、高处作业和生物因素影响等。

（1）紫外线作业主要有电焊作业、高原作业等。

（2）电离辐射作业主要有挖掘工程、地下建筑以及在放射性元素本底高的区域作业，可能存在氡及其子体等电离辐射作业，X 射线探伤、γ 射线探伤时存在 X 射线、γ 射线电离辐射作业等。

（3）高气压作业主要有潜水作业、沉箱作业、隧道作业等。

（4）低气压作业主要有高原地区作业。

（5）低温作业主要有北方冬季作业。

（6）高处作业主要有吊臂起重机、塔式起重机、升降机作业和脚手架、梯子作业等。

（7）可能接触生物因素的作业主要有旧建筑物和污染建筑物的拆除作业和疫区作业等，可能存在炭疽、森林脑炎、布氏杆菌、虫媒传染和寄生虫等。

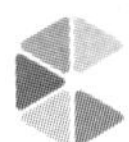

四、纺织印染行业的职业病危害因素

1. 粉尘

粉尘主要存在于原料处理、纺纱、机制准备和制造过程中，尤其以原料制造过程为最严重。

（1）有机粉尘。有机粉尘主要存在于棉纺的清花、梳棉、精梳、并条、粗纱、细纱、络筒、织造、废棉处理等作业，麻纺的脱胶分级扎把、梳麻、成条、并纱、粗纱、细纱等作业，毛纺的选毛、开毛、洗毛、烘毛、炭化、梳毛、粗纱、细纱、络筒的作业，细纺的选茧、混茧、剥茧等作业。

（2）其他粉尘。例如，皮辊修理作业接触的橡胶粉尘。在粉尘的长期影响下，工人易患慢性鼻炎、咽炎、接触棉、麻粉尘的疾病有纱厂热织布工咳、急性呼吸道病和棉尘症。

2. 高温高湿

纺织工艺要求一定的温度和湿度，使用纱紧固并维持一定的弹性及润滑性，减少断头的机会，因此大多在24~80℃，夏季如不采取防暑降温措施，容易造成高温高湿环境，产生高温高湿危害。单纯的高温存在于原料处理和辅助工种，如毛纺的炭化工艺、铸针等，高温高湿存在于原料处理、纺纱、机织准备、制造工艺等过程，如洗毛、煮茧、抽丝、浆纱、烘纱、纺纱、蒸纱等。

3. 噪声和振动

噪声主要为机械性噪声和流体性噪声，存在于纺纱、织造等工艺过程。织布车间的生产噪声最大，可达100 dB（A）左右；其次是细纱车间，在95 dB（A）左右。由于噪声的强度大，暴露时间长，这些车间患噪声性耳聋者较多。

4. 化学毒物

化学毒物主要存在于原料处理、机织储备和辅助工序。

（1）麻纺的原料处理工艺主要易接触氢氧化钠、硫化氢、乙醇、氯气等。

（2）毛纺的洗毛工艺接触碳酸钠，炭化工艺易接触硫酸。

（3）浆纱工艺易接触酚。

（4）皮辊修理、布机皮工接触苯，修箱、修焊针、铸件岗位易接触铅。

5. 其他因素

（1）纺织女工多数需要站立的工作体位并来回走动，易患扁平足、下肢静脉曲张、腰背痛，由于两手肌肉不断处于紧张状态，易引起腱鞘炎。

（2）纺织需要视力紧张的工种很多，穿筘、验布、择补工种存在不良照明和视觉紧张，照明不合理会造成视力减退。

（3）棉麻毛原料仓储运输工种易接触螨、蚤。

（4）开毛、选毛工艺易接触炭疽杆菌、布氏杆菌。

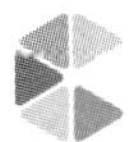

五、危险化学品行业的职业病危害因素

危险化学品企业是指生产、储存、使用、经营、运输危险化学品的企业，其主要的职业危害因素包括：

1. 粉尘

危险化学品行业粉尘主要来源：①固体原、辅材料破碎、运输、加料、出料等；②固体产品、副产品、中间产品的出料、运输、包装等。

长期吸入粉尘可致肺部弥漫性纤维化，导致尘肺。

2. 化学毒物

（1）金属及类金属，如铅、四乙铅、汞、砷、砷化氢、锰、铍、铬、锌等。

（2）刺激性气体。刺激性气体对机体作用的共同特点是对眼和呼吸道黏膜有刺激作用，如硫酸、硝酸、二氧化硫、三氧化硫、氨、氯化氢、氟化氢、甲醛等。

（3）窒息性气体。吸入窒息性气体后能直接造成人体组织处于缺氧状态。常见的窒息性气体有氮气、硫化氢、一氧化碳、二氧化碳、氰化氢和甲烷等。

（4）有机溶剂，如苯、甲苯、二甲苯、汽油、二硫化碳、四氯化碳等。

（5）苯的氨基和硝基化合物，如苯胺、苯二胺、二硝基甲苯、硝基氯苯。

（6）高分子化合物。主要高分子化合物有塑料、合成纤维、合成橡胶三大合成产品以及黏合剂、离子交换树脂，在缩聚过程中的氯乙烯、丙烯腈、氯丁烯、合氟塑料等。

（7）农药、杀虫剂、杀螨剂、杀鼠剂、除草剂等。

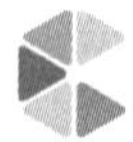

六、冶金机械行业的职业病危害因素

1. 高温、强辐射热

在冶金生产中，矿粉的加工烧结、炼焦、炼铁、炼钢、轧钢等环节都是高温作业，因此从业人员较易发生中暑，灼热的物体辐射出的大量紫外线易引起职业性白内障。

2. 粉尘

在生产中，从井下开采、运输、破碎到选矿、混料、烧结等环节都会产生浓度很高的粉尘，长期接触会导致尘肺，且多为硅肺。

3. 一氧化碳

在煤气中一氧化碳含量为30%左右，故在接触煤气的岗位人员，如不注意防护，就可能发生一氧化碳中毒。

4. 其他

空压机、风机、轧钢机等发出的强噪声，易引起职业性噪声聋；由于接触火焰、钢液、钢渣、钢锭的机会较多，极易发生烧灼伤；接触高温辐射的工人，易发生火激红斑、色素沉着、毛囊炎及皮肤化脓等疾患；由于高温作用，肠道活动出现抑制反应，使消化不良和胃肠道疾患增多，高血压的发病率也比一般工人高。

复习思考题

1. 简述职业病危害因素的来源种类。
2. 简述职业病危害因素的识别与分析原则。
3. 简述职业病危害因素的识别与分析方法。
4. 简述职业病危害因素的识别与分析程序。
5. 简述各重点行业的职业病危害因素识别与分析要点。

技能实训三：密闭空间职业病危害因素识别

一、实训目标

1. 了解用人单位密闭空间的有关法律、法规要求。

2. 熟悉密闭空间职业病危害因素识别方法。

二、任务描述

1. 系统调研密闭空间职业病危害因素识别相关法律、法规、标准。

2. 以企业实际作业场所为例进行密闭空间职业病危害因素识别。

三、知识要点

1. 密闭空间分类

（1）不需要许可密闭空间。经定时监测和持续进行机械通风，能保证在密闭空间内安全作业，并不需要办理许可的密闭空间，称为不需要许可密闭空间。

（2）需要许可密闭空间。可能产生职业病危害因素，或可能对进入者产生“吞没”危害，或内部结构易使进入者落入引起窒息或迷失，或具有其他严重职业病危害因素存在等特征的密闭空间称为需要许可密闭空间。进入这类空间之前必须办理许可证，并应有专人安全监护。

2. 密闭空间可能存在的职业病危害问题

密闭空间存在的职业病危害主要表现在缺氧窒息和急性职业中毒两方面。

（1）缺氧窒息。密闭空间在通风不良状况下，下列原因可能导致空气中氧气浓度下降：

1）可能残留的化学物质或容器壁本身的氧化反应导致空气中氧的消耗。

2）微生物的作用导致空间内氧浓度降低。

3）氮气吹扫置换后残留比例过大。

4）劳动者在密闭空间中从事电焊、动火等耗氧作业。

5）工作人员滞留时间过长，自身耗氧导致空间内氧浓度降低。

（2）急性职业中毒。密闭空间中有毒物质可由下列原因产生：

1）盛装有毒物质的罐槽等容器未能彻底清洗、残留液体蒸发或残留气体未被吹扫置换。

2）密闭空间内残留物质发生化学反应，产生化学毒物的聚集。

3）密闭空间内残留化学物质吸潮后产生有毒物质。

4）密闭空间内有机物质被微生物分解，产生如硫化氢、氨气等有毒物质。

5）在密闭空间内进行电焊等维修作业产生高浓度的氮氧化物。

6）在密闭空间内进行油漆作业产生大量的有机溶剂挥发气体。

7）周围相对密度较大的有毒气体向密闭空间内聚集。

3. 职业病危害因素识别要点

（1）重点关注密闭空间通风换气问题。应对密闭空间有效容量大小、形状、进出口大小、自然通风情况及有无机械通风情况进行深入细致的调查分析，以判断该空间通风换气的能力。通风换气充分的密闭空间，有害物被稀释，职业病危害因素就会得以控制。

（2）全面分析有毒气体可能产生的原因。应从密闭空间建造材料、可能残留物、外来物化学性质、化学反应及微生物等方面重点分析。

四、注意事项

1. 密闭空间的职业病危害因素识别，应特别注意必须做到“先通风，再检测，后作业”，严禁通风、检测不合格仍然进行作业。

2. 相关表格记录要完整、规范。

五、总结与思考

1. 结合密闭空间作业安全要求，试分析其重要性。

2. 试分析“先通风，再检测，后作业”要求的科学性。

第四章
职业病危害因素监测与评价

本章学习目标

★ 知识点：

1. 工作场所职业卫生调查类型、方法及程序；
2. 作业环境职业病危害因素监测的方法及程序；
3. 建设项目职业病危害评价方法及程序。

★ 技能点：

熟悉职业病危害评价报告编制流程和工程分析方法。

第一节　工作场所职业卫生调查

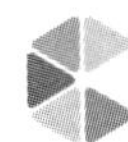

一、工作场所职业卫生调查类型

生产经营环节、劳动过程中和生产环境存在的各种职业病危害因素，在一定条件下，可对劳动者的身体健康产生不良影响。职业卫生调查是识别和评价职业病危害因素、实施职业卫生服务与监督管理的重要手段。职业卫生调查大致分为基本情况调查、专题调查及事故调查三类。

1. 基本情况调查内容

职业卫生基本情况调查一般采用“听、看、问、测、查、算”等形式进行，即听取介绍、现场观察和查看有关的资料，口头询问，进行作业环境监测和生物监测，开展健康检查，进行资料分析计算等。最后，对调查取得的资料进行综合评价，提出改进建议，记录并完善职业卫生档案。基本情况调查具体内容包括：

（1）被调查单位的基本情况。包括单位名称、地址、历史、隶属关系、性质、机构、职工情况、产品、年产量、有害作业情况、接触职业病危害因素的人数等。

（2）主要产品和工艺流程。包括使用的原辅材料的情况，如名称、中间产品、成品及年产量；生产设备情况，如机械化、自动化程度，工艺流程图等。

（3）作业场所和劳动条件。包括车间、工段和工种的布局、采光、照明、车间微气候，车间有无相互影响及设备设施是否按卫生要求进行合理配置等。

（4）劳动组织情况。包括劳动者与用人单位的关系，每周工作日数、每日工作时间、加班状况等。

（5）职业病危害因素种类及其接触的人数。

（6）作业环境及接触者的健康状况。包括职工对职业病危害因素的早期表现，职业病和工伤的发生频率和分布情况，以往作业环境监测和健康监护的资料等。

（7）生活福利和职业卫生服务情况。包括生产场所是否包含必要的更衣室、休息室、浴室、厕所、医疗室、女工卫生室等设施。

（8）劳动者对危害因素的反映。需听取劳动者对职业病危害因素危害身体健康的反映，特别是对具有刺激性或易于引起急性反应的毒物的反应，现场作业人员一般能够提供有价值的第一手情况和线索。

2. 专题调查内容

职业卫生专题调查是针对某一行业、某一工艺系统或某一职业病危害因素进行的职业卫生基本情况调查。专题调查的项目一般需要进行选择，主要内容包括：职业病危害因素接触水平；对于与工作有关的疾病做调查，探讨某些职业病危害因素与导致非特异性职业疾患高发或加剧的因果关系；作业环境监测方法的研究，以确定分析测定方法的灵敏性、特异度及质量控制要求等；进行生物监测的研究，阐明指标的敏感性、特异性、预示值、符合率及职业性病损早期检测的意义；进行预防措施、控制效果的作业环境、职工健康状况的分析比较，分析效果与效益等。

3. 事故调查内容

事故调查属于应急性调查的范畴。发生急性职业卫生事故时，职业卫生管理人员应协同临床医师参加抢救；医疗卫生机构（包括厂矿医疗机构）应按相关法律、法规立即向所在地人民政府卫生行政部门和法律、法规规定的其他部门报告，深入现场调查，查明事故原因，提出抢救和预防的对策，防止类似的事故再次发生。

现场应急工作应详细了解事故全过程情况，搜集相关规章制度，调查记录事故时的气象、设备、作业等的状态；搜集操作规程，调查防护措施；通过受伤害作业人员或班组人员了解事故发生过程及细节，调查同类生产作业场所的事故情况。当现场未经清理时，应迅速检测生产环境中各种可疑有害因素的浓度或强度；如现场已遭破坏，可采用模拟现场试验估测接触浓度或强度。对可经皮肤吸收的毒物，应立即做皮肤污染的测定，或及时检测生物监测指标。最后提出处理意见及对策措施，以利于吸取教训，防止或杜绝类似的事故再次发生。

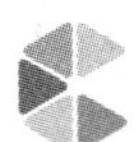

二、工作场所职业卫生调查步骤

职业卫生调查的步骤主要包括调查的准备、调查的实施、调查的分析总结等。其中，调查的准备阶段主要包括计划的制订、文献资料的检索、调查对象的确定、调查表格的设计及进行试点调查等。文献资料检索的目的为充分掌握现有资料，借鉴前人的经验，使调查工作得以高效完成。调查对象确定的一般原则包括确定样本大小、决定抽样方法、选择对照组等。职业卫生调查有很强的实践性，常需借鉴前人有益经验，设计调查表格以确定工作内容，同时须以可靠的理化分析测试结果作为分析的基础。

第二节　作业环境职业病危害因素监测

生产环境中的职业病危害因素种类繁多，同一作业环境中可能存在多种有害因素。由于生产过程、操作方式以及外界环境条件的差异，作业场所中职业病危害因素的强度及其在时间、空间的分布会随着生产工艺过程和外界环境条件的变化而变化。在同一作业场所、不同工种所接触的职业病危害因素因其接触水平也有较大差异。因此，生产环境中职业病危害因素具有种类的多样性、接触的变动性和间断性等特点。

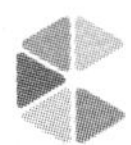

一、作业环境职业病危害因素监测周期与分类

1. 作业环境职业病危害因素监测周期

职业病危害因素因种类繁多、接触变动性大等特点，不同职业病危害因素，监测周期不同：

（1）毒物。一般毒物，每季度监测 1 次，高毒物每月 1 次。

（2）粉尘。无毒粉尘，每季度监测 1 次，一般只监测浓度。有毒粉尘，按照毒物监测周期进行。

（3）噪声。每半年监测 1 次。

（4）振动。每年监测 1 次。

2. 作业环境职业病危害因素监测的分类

（1）根据检测的目的，作业环境职业病危害因素监测分为：

1）评价监测。适用于建设项目职业病危害因素预评价、建设项目职业病危害因素控制效果评价和职业病危害因素现状评价等。

2）日常监测。日常监测是用于对工作场所空气中有害物质浓度进行的日常的定期监测。

3）监督监测。适用于职业卫生监督部门对用人单位进行监督时，对工作场所空气中有害物质浓度进行的监测。

4）事故性监测。适用于对工作场所发生职业病危害事故时进行的紧急采样监测。

（2）根据监测方式，作业环境职业病危害因素监测分为：

1）区域监测。区域监测又叫定点监测，是对以监测点为代表的区域作为监测对象，对工作场所危害因素浓度或强度进行判断和评价。

2）个体监测。个体监测是以接触和可能接触有害物质的劳动者作为监测对象，判定劳动者接触有毒有害物质浓度或强度的方法。

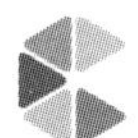

二、监测采样点的选择原则、数目确定

1. 监测采样点的选择原则

（1）选择有代表性的工作地点，其中应包括空气中有害物质浓度最高、劳动者接触时间最长的工作地点。

（2）在不影响劳动者工作的情况下，采样点应尽可能靠近劳动者，空气收集器应尽量接近劳动者工作时的呼吸带。

（3）在评价工作场所防护设备或措施的防护效果时，应根据设备的情况选定采样点，在工作地点劳动者工作时的呼吸带进行采样。

（4）采样点应设在工作地点的下风向。

2. 监测采样点数目的确定

（1）工作场所按产品的生产工艺流程，凡逸散或存在有害物质的工作地点，至少应设置 1 个采样点。

（2）一个有代表性的工作场所内有多台同类生产设备时，1～3 台设置 1 个采样点，4～10 台设置 2 个采样点，10 台以上至少设置 3 个采样点。

（3）一个有代表性的工作场所内，有 2 台以上不同类型的生产设备，逸散同一种有害物质时，采样点应设置在逸散有害物质浓度大的设备附近的工作地点；逸散不同有害物质时，将采样点设置在逸散待测有害物质设备的工作地点，采样点的数目参照有关规定确定。

（4）劳动者在多个工作地点工作时，在每个工作地点设置 1 个采样点。

（5）劳动者的工作如果是流动的，在流动的范围内，一般每 10 m 设置 1 个采样点。

（6）仪表控制室和劳动者休息室，至少设置 1 个采样点。

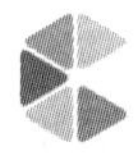

三、监测采样时段的选择

（1）采样必须在正常工作状态和环境下进行，避免人为因素的影响。

（2）空气中有害物质浓度随季节发生变化的工作场所，应将空气中有害物质浓度最高的季节选择为重点采样季节。

（3）在工作周内，应将空气中有害物质浓度最高的工作日选择为重点采样日。

（4）在工作日内，应将空气中有害物质浓度最高的时段选择为重点采样时段。

第三节　建设项目职业病危害评价

职业病危害评价是针对建设项目的职业病危害实施管理的基本措施之一，是项目建设单位对职业危害进行预防、控制的基础性技术资料，也是安全生产监督管理部门对建设项目实施职业卫生监管的重要依据和主要内容之一，是预防、控制和消除职业病危害的重要途径，体现了“预防为主、防治结合”的职业健康工作方针，是社会发展的客观要求。

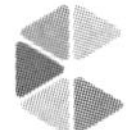

一、评价的分类和依据

职业病危害评价（Assessment of Occupational Hazard）是指对建设项目或用人单位的职业病危害因素、职业病危害程度、职业病防护设施及其他职业病防护措施与效果、对劳动者健康影响等做出的综合评价。建设项目职业病危害管理有较强的工程技术特点和政策性，因此，评价工作的原则是以建设项目实际为基础，以国家职业卫生法律、法规、标准为依据，严肃、科学地开展工作，始终遵循科学、公正、可行和有针对性的方针。根据评价的对象、评价的时机和评价的目的的不同，职业病危害评价可分为：

1. 职业病危害预评价

职业病危害预评价是指针对可能产生职业病危害的建设项目，在其可行性论证阶段，对建设项目可能产生的职业病危害因素、职业病危害程度、职业病防护设施及应急救援设施等进行的预测性卫生学分析与评价，确定建设项目的职业病危害类别及防治方法的可行性，为职业病危害分类管理提供科学依据。

2. 职业病危害控制效果评价

职业病危害控制效果评价是指在建设项目完工后、竣工验收前，对工作场所职业病危害因素、职业病危害程度、职业病防护设施及其他职业病防护措施与效果等做出的综合评价。

3. 职业病危害现状评价

职业病危害现状评价是指对正在生产经营的用人单位的工作场所，进行职业病危害因素、职业病危害程度、职业病防护设施及其他职业病防护措施与效果、劳动者健

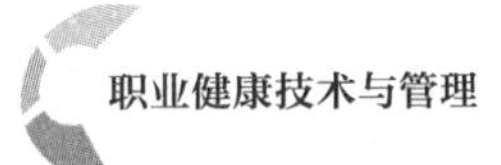

康影响等的综合评价。

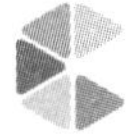

二、建设项目职业危害评价的内容与流程

1. 职业病危害评价的内容

（1）总体布局、生产工艺和设备布局。对照《工业企业总平面设计规范》（GB 50187）、《生产过程安全卫生要求总则》（GB/T 12801）及《工业企业设计卫生标准》（GBZ 1）等相关职业卫生标准要求，评价建设项目总体布局的符合性。

（2）建筑卫生学、辅助用室。对照 GB/T 12801 及 GBZ 1 等相关标准要求，评价建筑结构、采暖、通风、空气调节、采光照明、微小气候等建筑卫生学的符合性。对照 GBZ 1 等相关职业卫生标准要求，评价工作场所办公室、生产卫生室（浴室、存衣室、盥洗室、洗衣房）、生活室（休息室、食堂、厕所等）、妇女卫生室、医务室等辅助用室的符合性。

（3）职业病危害因素及其危害程度。按照划分的评价单元，在工程分析和类比调查的基础上，对照《工作场所有害因素职业接触限值　化学因素》（GBZ 2. 1）或《工作场所有害因素职业接触限值　物理因素》（GBZ 2. 2）等标准，评价各类职业病危害作业工种及其相关岗位（地点）的职业病危害因素的接触水平。作业人员接触职业病危害因素的浓度或强度超过标准限值时，应分析超标原因，并提出有针对性的控制措施建议。

（4）职业病防护设施。对照《排风罩的分类及技术条件》（GB/T 16758）等相关标准要求，分析和评价职业病防护设施设置的合理性与有效性。工作场所职业病危害因素的浓度或强度超过 GBZ 2. 1 或 GBZ 2. 2 标准限值时，应分析其所设置职业病防护设施存在的问题，并提出有针对性的防护设施改善建议。

（5）辐射防护措施与评价，辐射防护监测计划与实施等。依据《建设项目职业病危害放射防护评价报告编制规范》（GBZ/T 181）等有关标准要求，评价所采取放射防护措施的符合性与有效性。

（6）个人使用的职业病防护用品。对照《个体防护装备选用规范》（GB/T 11651）和《呼吸防护用品的选择、使用与维护》（GB/T 18664）等相关标准要求，从职业病危害作业工种及其相关岗位（地点）的作业环境状况、职业病危害因素的理化性质与浓度（强度）水平、防护用品的种类与适用条件等方面，评价所配备个人使用的职业病防护用品的符合性与有效性。对防护用品配备存在问题的，应提出有针对性的改善措施建议。

（7）职业健康监护及其处置措施。对照《职业健康监护技术规范》（GBZ 188）等标准要求，评价职业健康监护管理制度、职业健康检查及其结果处置的符合性，以及职业病防护设施与个体防护措施等的有效性。

（8）应急救援措施。根据《生产经营单位生产安全事故应急预案编制导则》（GB/T 29639）等标准要求，评价应急救援措施的符合性。

（9）职业卫生管理措施。对照相关职业卫生法律、法规、标准要求，评价职业卫生管理机构与人员的配置、职业卫生管理制度和操作规程、职业卫生培训、职业病危害检测、健康监护、警示标识设置等，评价各项职业卫生管理措施的符合性。

（10）其他应评价的内容。

2. 职业病危害评价工作的程序

以预评价为例，评价工作主要分准备阶段、实施阶段和报告编制 3 个阶段。

（1）准备阶段

1）收集资料。准备阶段应收集的资料有以下几个方面。

①项目建议书、可行性研究报告等。

②建设项目的技术资料。主要包括：建设项目概况；生产工艺、生产设备资料；辐射源项资料；生产过程拟使用的原料、辅料及其用量，中间品、产品及其产量等；劳动组织与工种、岗位设置及其作业内容、作业方法等；各种设备、化学品的有关职业病危害的中文说明书；拟采取的职业病危害防护措施；有关设计图纸（建设项目区域位置图、总平面布置图等）；有关职业卫生现场检测资料（类比工程）；有关劳动者职业健康检查资料（类比工程）；其他有关评价所需的技术资料。

③国家、地方、行业有关职业卫生方面的法律、法规、标准、规范。

2）选择类比企业。依据自然环境状况、生产规模、生产工艺、生产设备、生产过程中的物料与产品、职业病防护措施、管理水平等方面的相似性，选择与拟评价建设项目具有良好可比性的类比企业（对于改、扩建项目，应该优先选择原工程作为类比工程），并进行初步调查。

3）编制预评价方案。按照《建设项目职业病危害风险分类管理目录》的分类，职业病危害严重和较重的建设项目应当编制预评价方案，其他建设项目可根据预评价的需要决定是否编制评价方案。

在对收集的技术资料进行研读与初步调查分析的基础上，编制预评价方案并对其进行技术审核。评价方案应包括以下主要内容：

①概述。简述评价任务由来以及建设项目性质、规模、地点等基本情况。

②编制依据。列出适用于评价的法律、法规、标准和技术规范等。

③评价方法、范围及内容。根据建设项目的特点，确定评价范围和评价内容，选定适用的评价方法。

④项目分析。初步的工程分析、辐射源项分析、职业病危害因素识别分析，并确定评价单元以及职业病危害防护措施分析的内容与要求等。

⑤类比企业调查、检测方案。确定类比企业职业卫生调查以及收集职业病危害因素检测资料的内容与要求等。如果类比企业没有可收集的检测资料时，应确定类比企业职业病危害因素检测的项目、方法、检测点、检测对象和样品数等检测方案内容。

⑥组织计划。组织计划主要包括评价程序、质量控制措施、工作进度、人员分工、经费概算等内容。

（2）实施阶段

1）工程分析。通过工程分析明确拟建项目工程概况、生产工艺与设备布局、辐射源项概况、生产过程中的物料与产品等的名称和用（产）量、总平面布置及竖向布置、生产工艺流程和设备布局、建筑卫生学、建设施工工艺等内容的基本情况，并初步识别各评价单元可能存在的主要职业病危害因素及其来源、理化性质与分布。对于改建、扩建建设项目和技术引进、技术改造项目还应明确工程的利旧情况。

工程分析的详细内容：

①工程概况。工程概况主要包括项目名称、性质、规模、拟建地点、自然环境概况、项目组成及主要工程内容、生产制度、岗位设置、主要技术经济指标等。

a）项目名称。项目名称应与委托单位提供的建设项目可行性论证文件所用名称一致。

b）项目性质。项目性质一般分为新建、改建、扩建、技术引进和技术改造等。

c）自然环境概况。自然环境概况包括拟建项目所在地区的气象条件（风向、风速、气温、相对湿度），以及是否位于自然疫源地、地方病区等与职业病危害相关的情况。

d）建设地点。项目建设地点应按行政区划说明地理位置（经纬度）并附项目所在区域位置图。

e）生产规模。根据项目性质分别列出产品方案和生产规模。

f）生产制度。全年生产作业时间以小时/年为单位，同时说明作业天数。

g）岗位设置。岗位设置包括生产作业岗位名称及生产作业人数、辅助岗位及人数、管理人员等。

h）项目组成及主要工程内容。项目组成及主要工程内容包括整个建设项目范围内各子项目名称和主要工艺装置、设备设施等内容。其中：

——生产装置包括装置名称、生产规模及主要工程内容。

——辅助装置包括为生产配套的各辅助装置名称、生产规模及主要工程内容。

——公用工程包括给水、排水、供热、供电、供燃气工程等。

——总图运输包括原料及辅料形态、燃料仓库、储罐、堆场以及码头工程、运输工程等。

i）主要技术经济指标。主要是建设项目总的技术经济指标，包括工程总投资、工程用地面积、建筑面积、职业病防护设施投资概算等。

②生产过程拟使用的原料、辅料的名称及用量，产品、联产品、副产品、中间品的名称和产量，健康危害说明书。

③总平面布置及竖向布置。从建筑卫生学和相关的勘察规划设计等方面概述布置原则，并附总平面布置和竖向布置图。

④生产工艺流程和设备布局，主要包括生产工艺流程和生产设备及布局。

a）生产工艺流程。生产工艺流程包括工艺技术及其来源、生产装置的生产过程概述、辅助装置的工艺过程概述、生产装置的化学原理及主要化学反应、生产工艺及设备的先进性（机械化、密闭化、自动化及智能化程度）等。

b）生产设备及布局。生产设备及布局包括主要生产设备及其产生职业病危害因素的健康危害说明书以及设备布局情况。

⑤建筑卫生学。建筑卫生学主要包括建筑物的间距、朝向、采光与照明、采暖与通风及主要建筑物（单元）的内部布局等。

⑥辐射源项概况。辐射源项概况主要包括辐射源装置的结构，与辐射有关的主要参数，辐射源的位置分布，放射性同位素或放射性物质中核素的名称、状态、活度、能量等指标，以及不同运行状态下的主要辐射源、辐射种类、产生方式和辐射水平等，如果放出放射性核素时，还应给出核素的名称、状态、活度和能量等指标。

2）类比调查。适用于采用类比法进行职业病危害预评价工作的建设项目。

①类比企业职业卫生调查。类比企业职业卫生调查的主要内容包括：类比企业存在的职业病危害因素及其分布，类比企业各种职业病危害作业的工种（岗位）及其相关的工作地点（工序）、作业方法以及作业的频度与时间，类比企业职业病危害防护设施设置，类比企业个人使用职业病危害防护用品的配备与使用，类比企业应急救援设施设置及职业健康监护等。

②类比企业职业病危害因素检测。尽可能收集类比企业近年来主要职业病危害因素的检测资料，明确所存在职业病危害因素的分布及其浓度（强度）等。没有可收集的检测资料时，应按照确定的检测方案对类比企业存在的主要职业病危害因素进行现场检测。

3）职业病危害评价

①职业病危害因素识别与评价。按照划分的评价单元，在工程分析和类比调查的基础上，识别拟建项目生产工艺过程、生产环境、劳动过程中以及建设施工过程可能存在的主要职业病危害因素及其来源、理化性质与分布，并分析其职业病危害作业的工种（岗位）、工作地点及其作业方法、接触时间与频度，以及可能引起的职业病及其他健康影响等。

按照划分的评价单元，根据类比检测结果并对照 GBZ 2.1 或 GBZ 2.2 等标准，评

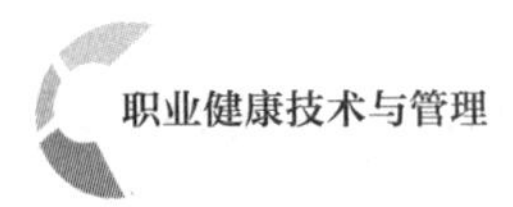

价各个职业病危害作业工种（岗位）及其相关工作地点的职业病危害因素的预期接触水平。对于没有类比检测数据的职业病危害因素，可根据各种定性、定量分析方法，来推测其工作地点的职业病危害因素的接触水平。

当类比检测工作场所职业病危害因素的接触水平超过 GBZ 2.1 或 GBZ 2.2 标准限值时，应分析超标原因，并提出有针对性的控制措施建议。

②职业病防护设施分析与评价。按照划分的评价单元，分析建设项目的运行与建设施工过程中可能存在的职业病危害因素发生（散）源或生产过程以及可行性研究报告中提出的相应职业病防护设施的设置状况，根据该发生（散）源或生产过程的职业病危害因素的理化性质、类比检测的接触水平以及 GB/T 16758 等相关标准要求，评价拟设置职业病防护设施的合理性与符合性，并提出有针对性的防护设施设置建议。

③个人使用的职业病防护用品分析与评价。按照划分的评价单元，分析建设项目的运行与建设施工过程中可能存在的职业病危害作业工种（岗位）以及可行性研究报告中提出的相应防护用品的配备状况，根据该工种（岗位）及其相关工作地点的作业环境状况、职业病危害因素的理化性质、类比检测的接触水平以及《个体防护装备选用规范》（GB/T 11651）等相关标准要求，评价拟配备个人使用职业病防护用品的合理性与符合性，并提出有针对性的防护用品配备建议。

④应急救援设施分析与评价。按照划分的评价单元，分析建设项目的运行与建设施工过程中可能存在的发生急性职业损伤的工作场所以及可行性研究报告中提出的相应应急救援设施的设置状况，根据该工作场所导致急性职业损伤职业病危害因素的理化性质和危害特点、可能发生泄漏（逸出）或聚积的状况以及相关职业卫生法律、法规、标准的要求等，评价拟设置应急救援设施的合理性与符合性。

⑤总体布局分析与评价。依据工程分析以及职业病危害因素识别与评价的结果，分析可行性研究报告中提出的总体布局情况，并对照 GB 50187、GB/T 12801 及 GBZ 1 等相关职业卫生标准要求，评价总体布局的符合性。

⑥生产工艺及设备布局分析与评价。依据工程分析以及职业病危害因素识别与评价的结果，分析可行性研究报告中提出的生产工艺及设备布局情况，并对照《生产设备安全卫生设计总则》（GB 5083）及 GB/T 12801 等相关职业卫生标准要求，评价生产工艺及设备布局的符合性。

⑦建筑卫生学要求评价。依据工程分析以及职业病危害因素识别与评价的结果，分析可行性研究报告中提出的建筑卫生学状况，并对照 GB/T 12801 及 GBZ 1 等相关职业卫生法规标准要求，评价建筑卫生学要求的符合性。

⑧辅助用室分析与评价。根据职业病危害因素的识别与评价确定不同车间的车间卫生特征等级，分析可行性研究报告中提出的辅助用室建设状况，并对照 GBZ 1 等相

关职业卫生标准要求，评价工作场所办公室、卫生用室（浴室、存衣室、盥洗室、洗衣房）、生活用室（休息室、食堂、厕所）、妇女卫生室、应急救援站等辅助用室设置的符合性。

⑨职业卫生管理分析与评价。分析拟建项目的职业卫生管理机构与人员的配置、职业卫生管理制度和操作规程、职业卫生培训、职业病危害因素检测、健康监护、警示标志设置等，根据相关职业卫生法规标准要求，评价拟采取职业卫生管理措施的符合性。

⑩职业卫生专项投资分析与评价。分析拟建项目可行性研究报告提出的职业卫生专项投资概算，评价其满足职业卫生“三同时”、职业病防护设施设计与建设等预算需求的符合性。

4）控制职业病危害的补充措施建议。在对拟建项目全面分析、评价的基础上，针对可行性研究报告中存在的不足，综合提出控制职业病危害的具体补充措施，应尽可能明确提出各类职业病防护设施的设置地点、设施种类、技术要求等具体措施建议，以便供设计单位在编写职业病防护设施设计专篇时使用。

针对建设项目施工过程中的职业卫生管理，应根据职业病危害因素、防护措施等内容的分析与评价结果，从建设工程的发包、施工组织设计、防护设施与主体工程的施工过程以及施工监理等方面，提出原则性的措施建议。

5）给出评价结论。确定拟建项目的职业病危害类别；明确拟建项目在采取了可行性研究报告和评价报告所提防护措施的前提下，能否满足国家和地方对职业病防治方面法律、法规、标准的要求。

（3）报告编制阶段

1）汇总实施阶段获取的各种资料、数据，完成建设项目职业病危害预评价报告书与资料性附件的编制。

2）建设项目职业病危害预评价报告书应全面、概括地反映对拟建项目预评价工作的结论性内容与结果，用语规范、表述简洁，并单独装订成册。

3）资料性附件应包括评价依据、评价方法、工程分析、辐射源项分析、类比调查分析与职业病危害评价的分析、检测、检查、计算等技术性过程内容，以及地理（区域）位置图、总平面布置图等原始资料和其他应该列入的有关资料。

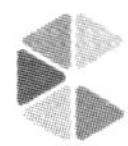

三、建设项目职业危害评价方法及质量控制

1. 职业危害评价方法

建设项目职业危害评价方法，是对建设项目进行职业危害分析、评价的工具。常用的评价方法主要包括：检查表法、类比法、职业卫生调查法、工程分析法和检验检

测法。在选取评价方法时，应着重考虑建设项目特点、评价内容、资料收集情况以及其他因素。

2. 职业危害评价过程的质量控制

（1）合同评审。在职业危害评价项目签订合同之前，对其进行评价范围及评价能力的确认，以确保评价机构的资质业务范围以及现有评价专业人员构成能够满足评价项目的需要，并确定是否聘请相关专业的技术专家等。

（2）评价方案审核。对制订的职业危害评价方案进行审核，以确保评价组专业人员的构成、评价范围、评价方法以及职业卫生调查与检测等内容，符合评价项目的实际需求以及相关标准的技术要求。

（3）评价报告审核。对评价报告进行内部审核、技术负责人审核和质量负责人审核的内部三级审核，确保评价报告的规范性与科学性。

复习思考题

1. 工作场所职业卫生调查方法有哪些？
2. 简述监测采样点的选择原则、数目确定。
3. 如何选择监测采样时段？
4. 简述建设项目职业危害评价的内容与流程。
5. 简述建设项目职业危害评价的常用方法。
6. 简述建设项目职业危害评价报告的质量控制。

技能实训四：职业病危害评价工程分析

一、实训目标

1. 掌握职业病危害评价工程分析方法。
2. 提高对某工程项目工程图纸识读能力。

二、任务描述

1. 熟悉对职业病危害评价中典型的工程分析方法。
2. 能够对某工程项目工程图纸进行识读。

三、任务准备

准备评价对象工程图纸。

四、知识要点

1. 工程概况

工程概况应包括项目名称、性质、规模、拟建地点、自然环境概况、项目组成及主要工程内容、生产制度、岗位设置、主要技术经济指标等内容。

2. 生产使用物料

生产过程拟使用原料、辅料的名称及用量，产品、联产品、副产品、中间品的名称和产量，健康危害说明书。

3. 总平面布置及竖向布置

从建筑卫生学和相关的勘察规划设计等方面概述布置原则，并附总平面布置和竖向布置图。

4. 生产工艺流程

生产工艺流程包括工艺技术及其来源、生产装置的生产过程概述、辅助装置的工艺过程概述、生产装置的化学原理及主要化学反应，生产工艺及设备的先进性（机械化、密闭化、自动化及智能化程度）等。

5. 生产设备及布局

生产设备及布局包括主要生产设备及其产生职业病危害设备的健康危害说明书以及设备布局情况。

6. 建筑卫生学

建筑卫生学内容主要包括建筑物的间距、朝向、采光与照明、采暖与通风及主要建筑物（单元）的内部布局等。

五、实训过程

1. 选定工程图纸进行图纸识读。

2. 具体分析工程概况、生产使用物料、总平面布置及竖向布置、生产工艺流程、生产设备及布局和建筑卫生学现状。

3. 撰写评估分析报告。

六、注意事项

深入典型企业，客观真实地记录生产一线某工程的实际情况。

七、总结与思考

从理论与实践视角分析职业病危害评价工程分析方法的优缺点。

第五章
粉尘危害与控制技术

本章学习目标

★ 知识点：

1. 生产性粉尘的分类及其危害；
2. 对粉尘发生源治理及个人防护技术；
3. 接尘作业工作场所的职业卫生要求。

★ 技能点：

1. 熟悉典型作业场所生产性粉尘的快速检测方法；
2. 掌握对粉尘发生源治理及个人防护装备的使用。

第一节　生产性粉尘的来源与分类

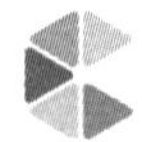

一、粉尘的定义

粉尘（Dust）是指悬浮在空气中的固体微粒，可以在自然环境中天然生成，或在生产和生活中由于人为原因而生成。习惯上对粉尘叫许多名称，如灰尘、尘埃、烟尘、矿尘、砂尘、粉末等，这些名词没有明显的区别。国际标准化组织规定，粒径小于 75 μm 的固体悬浮物定义为粉尘。在大气中粉尘的存在是保持地球温度的主要原因之一，粉尘也是大气环境中涉及面广、危害重的一种污染物，大气中过多或过少的粉尘将对环境产生灾难性的影响。

生产性粉尘是指在生产过程中形成的，并能长时间飘浮在空气中的固体微粒。它是污染作业环境、损害劳动者健康的重要职业病危害因素，可引起包括尘肺在内的多种职业性肺部疾患。

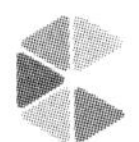

二、生产性粉尘的来源

在自然界中，粉尘几乎到处可见，如土壤和岩石风化后分裂成许多细小的颗粒，它们伴随着花粉、孢子以及其他有机颗粒在空中随风飘荡。例如：许多粉尘是工业和交通运输发展的副产品；烟囱和内燃机排放的废气中也含有大量的粉尘。

生产性粉尘的来源非常广泛，如矿山开采、凿岩、爆破、运输、隧道开凿、筑路等；冶金工业中的原材料准备、矿石粉碎、筛分、配料等；机械制造工业中原料破碎、配料、清砂等；耐火材料、玻璃、水泥、陶瓷等工业的原料加工；皮毛、纺织工业的原料处理；化学工业中固体原料加工处理，包装物品的生产过程等。由于工艺原因和防尘、降尘措施不够完善，均可产生大量粉尘，污染生产环境。生产性粉尘是人类健康的天敌，是诱发多种疾病的主要原因。

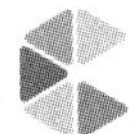

三、生产性粉尘的分类

1. 按粉尘微粒的粒径大小分类

（1）飘尘。飘尘是指大气中粒径小于 10 μm 的固体微粒，它能较长期地在大气中飘浮，有时也称为浮游粉尘。飘尘也被称为可吸入颗粒物，英文缩写为 PM10。

（2）降尘。降尘是指大气中粒径大于 10 μm 的固体微粒，在重力作用下，它可在较短的时间内沉降到地面。

（3）总悬浮微粒。总悬浮微粒是指大气中粒径小于 100 μm 的所有固体微粒，也被称为总悬浮颗粒物，英文缩写为 TSP。

2. 按专业术语分类

（1）粉体。固体物质的细小颗粒，称为粒子，而固体粒子的堆集状态，称为粉体。

（2）粉尘。因机械过程（破碎、筛分、运输等）而产生的微细粒子，能在气体中分散（悬浮）一定时间的固体粒子，称为粉尘。粉尘的粒径范围很广，由 0.1 μm 至数百微米。

（3）烟尘。因物理化学过程而产生的微细固体粒子，称为烟尘。例如，冶炼、燃烧、金属焊接等过程中，由于升华及冷凝而形成的微粒。烟尘的特点是粒径较小，大多为 1 μm 以下。

（4）烟雾。燃烧草料、木柴、油、煤等生成的黑烟，称为烟雾。烟雾粒径更小，甚至在 0.5 μm 以下。

（5）粉末。工艺生产中的粉料，称为粉末。

3. 按粉尘的性质及来源分类

（1）无机粉尘。无机粉尘包括：矿物性粉尘，如石英、石棉、滑石、煤等；金属

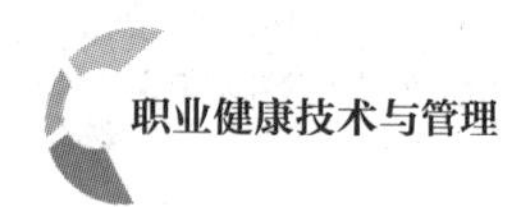

性粉尘，如铁、锡、铝、锰、铅、锌等及其化合物；人工无机粉尘，如金刚砂、水泥、玻璃纤维等。

（2）有机粉尘。有机粉尘包括：动物性粉尘，如毛、丝、骨粉尘等；植物性粉尘，如棉、麻、草、甘蔗、亚麻、谷物、木、茶粉尘等；人工有机粉尘，如有机农药、有机染料、合成树脂、合成橡胶、人造有机纤维粉尘等。

（3）混合性粉尘。混合性粉尘是上述各类粉尘，以两种以上物质混合形成的粉尘，在生产中这种粉尘最多见。

4. 按职业病危害因素分类

按照《职业病危害因素分类目录》（国卫疾控〔2015〕92号），粉尘可分为矽尘（游离 SiO_2 含量≥1%）、煤尘、石墨粉尘、炭黑粉尘、石棉粉尘、滑石粉尘等52种职业病危害因素。

第二节　粉尘对人体的危害

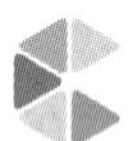

一、粉尘危害性的影响因素

粉尘的危害程度与其理化性质、生物学作用及防尘措施等有密切关系。粉尘的理化性质包括粉尘的化学成分、分散度、溶解度、密度、形状、硬度、荷电性和爆炸性等。

粉尘的理化特性不同，对人体的危害性质和程度亦不同，所以其理化特性有重要卫生学意义。从卫生学角度出发，主要应考虑的粉尘理化特性如下：

1. 粉尘的化学成分、浓度和接触时间

作业场所空气中粉尘的化学成分和浓度是直接决定其对人体危害性质和严重程度的重要因素。根据化学成分不同，粉尘对人体可有致纤维化、刺激、中毒和致敏作用。如二氧化硅粉尘致纤维化，但游离型、结合型和非结晶型的作用各异；某些金属（如铅及其化合物）粉尘通过肺组织吸收，进入血循环，引起中毒；一些金属（如铍、铝等）粉尘可导致过敏性哮喘或肺炎。同一种粉尘，作业环境空气中浓度越高，暴露时间越长，对人体危害越严重。

2. 粉尘的分散度

分散度是指物质被粉碎的程度，以粉尘粒径大小（μm）的数量或质量组成百分比来表示，前者称为粒子分散度，粒径较小的颗粒越多，分散度越高；后者称为质量分散度，粒径较小的颗粒占总质量百分比越大，质量分散度越高。

粉尘粒子分散度越高，其在空气中飘浮的时间越长，沉降速度越慢，被人体吸收的机会就越多。而且，分散度越高，比表面积越大，越易参与理化反应，对人体危害越大。当粉尘粒子密度相同时，分散度越高，粒子沉降速度越慢；而当尘粒大小相同时，密度越大的尘粒沉降得越快。因此，在设计通风防尘设施时，必须根据不同的密度，采用不同的风速。当粉尘质量相同时，其形状越接近球形，在空气中所受阻力越小，沉降速度越快。

动物实验证明，将质量相同而分散度不同的石英尘气管注入造成矽肺病变，直径越小（1~2 μm），病变越重；当尘粒数相同而质量不等时，质量越大，病变越重。有病理解剖报告显示，矽肺患者肺内粉尘总量越大，矽肺病变越严重。说明在矽肺的发生发展过程中，粒子大小有一定的意义，但进入肺内粉尘的质量起着更重要的作用。

粉尘分散度与粉尘在呼吸道中的阻留有关。粉尘粒子的直径、密度、形状不同，粉尘在呼吸道各区域的阻留沉积率不同。为便于测量和相互比较，采用空气动力学直径（Aerodynamic Equivalent Diameter，AED）来表示。AED是根据粒子在空气中的惯性和受地球引力作用的运动而确定的，具体表示为：当粉尘粒子a，无论其几何形状、大小和密度如何，如果它在空气中与一种密度为1的球形粒子b的沉降速度相同时，则b的直径即可作为a的AED。

不同直径的粉尘粒子在呼吸道的沉积部位不同，一般认为，AED小于15 μm的粒子可进入呼吸道，其中，10~15 μm的粒子主要沉积在呼吸道上，因此把直径小于15 μm的尘粒称为可吸入性粉尘（Inhalable Dust）；5 μm以下的粒子可到达呼吸道深部和肺泡区，称之为呼吸性粉尘（Respirable Dust）。

3. 粉尘硬度

坚硬、外形尖锐的粉尘可能引起呼吸道黏膜机械损伤。而进入肺泡的尘粒，由于质量小，肺泡环境湿润，并受肺泡表面活性物质影响，对肺泡的机械损伤作用可能并不明显。

4. 粉尘溶解度

铅、砷等有毒性粉尘可在呼吸道溶解吸收，其溶解度越高，对人体毒作用越强；石英粉尘很难溶解，可在体内持续产生危害作用。正常情况下，呼吸道黏膜的pH值为6.8~7.4，如吸入的粉尘溶解引起pH值范围改变，可引起呼吸道黏液纤毛上皮系统排除功能障碍导致粉尘阻留。

5. 粉尘的荷电性

物质在粉碎过程和流动中相互摩擦或吸附空气中离子而易带电，尘粒的荷电量除取决于其粒径大小、密度外，还与作业环境温度和湿度有关。飘浮在空气中90%~95%的粒子荷正电或负电。同性电荷相斥增强了空气中粒子的稳定性，异性电荷相吸使尘粒撞击、聚集并沉降。一般来说，荷电尘粒在呼吸道内易被阻留。

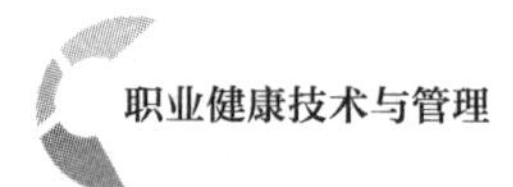

6. 粉尘的爆炸性

煤、面粉、糖、亚麻、硫黄、铅、锌等可氧化的粉尘，在适宜的浓度下（如煤尘 35 g/m^3，面粉、铝、硫黄 7 g/m^3，糖 10.3 g/m^3），一旦遇到明火、电火花或放电时，会发生爆炸，导致重大人员伤亡和财产损失。

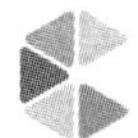

二、生产性粉尘的危害

1. 粉尘对生产工程的危害

生产中各类粉尘可降低光照度，机器被粉尘沾污或其转动部件被磨损、卡住会降低工作精度，甚至造成机器报废。粉尘还可降低集成电路、化学试剂、精密仪表、微型电机等产品质量，会影响室内作业的视野。爆炸性粉尘如煤尘、铝尘、谷物粉尘在一定条件下会发生爆炸，造成经济损失和人员伤亡。

2. 粉尘对大气环境的污染

粉尘排放于大气中可引起大气污染，危害人体健康，还能大量吸收太阳紫外线短波部分，严重影响儿童的生长发育等。粉尘对人的五官、皮肤的刺激作用会引起炎症，人体接触有毒粉尘（铅、砷、汞等）会引起中毒，吸入各类粉尘到人体肺部均易引起尘肺病。

3. 粉尘能够产生爆炸事故

随着工业的发展，粉尘爆炸事故屡见不鲜，爆炸性粉尘的种类也越来越多。据统计，1913—1973 年间，美国仅工农业方面就发生过 72 次比较严重的粉尘爆炸事故。1919 年，俄亥俄州一家淀粉厂发生粉尘爆炸，厂房几乎全部被毁，有 43 人丧生。日本 1952—1975 年共发生重大粉尘爆炸事故 177 次，累计死亡 75 人，受伤 410 人。1987 年 3 月 15 日，我国哈尔滨亚麻纺织厂发生粉尘爆炸事故，死亡 56 人，伤 179 人，厂房、设备遭到严重破坏。

2014 年 8 月 2 日 7 时 34 分，位于江苏省苏州市昆山市昆山经济技术开发区的昆山中荣金属制品有限公司，发生特别重大铝粉尘爆炸事故，当天造成 75 人死亡、185 人受伤。依照《生产安全事故报告和调查处理条例》规定的事故发生后 30 日报告期，共有 97 人死亡，163 人受伤（事故报告期后，经全力抢救医治无效陆续死亡 49 人），直接经济损失达 3.51 亿元。事故直接原因是：事故车间除尘系统较长时间未按规定清理，铝粉尘集聚。除尘系统风机开启后，打磨过程产生的高温颗粒在集尘桶上方形成粉尘云。除尘器集尘桶锈蚀破损，桶内铝粉受潮，发生氧化放热反应，达到粉尘云的引燃温度，引发除尘系统及车间的系列爆炸。

4. 粉尘对人体的危害

所有不溶或难溶的粉尘对身体都是有害的，生产性粉尘根据其理化特性和作用特点不同，可引起不同疾病。

（1）呼吸系统疾病：

1）尘肺。在生产环境中长期吸入粉尘导致的肺纤维化为主的一类疾病。

2）粉尘沉着症。有些生产性粉尘（如锡、钡、铁等）吸入人体后，沉积于肺组织，呈现一般异物反应，可继发轻微的纤维性改变，对健康无明显危害，脱离粉尘作业后，病变无进展，X 线胸片阴影可逐渐消退。

3）有机粉尘引起的肺部疾病。吸入棉、亚麻、大麻等粉尘可引起棉尘症；吸入被霉菌、细菌或血清蛋白污染的有机粉尘可引起职业性变态反应性肺泡炎；吸入聚氯乙烯、人造纤维粉尘可引起非特异性慢性阻塞性肺病等。

4）呼吸系统肿瘤。石棉、放射性矿物、镍、铬、砷等粉尘均可致肺部肿瘤。

5）其他呼吸系统疾病，如粉尘性支气管炎、肺炎、哮喘性鼻炎、支气管哮喘等。

（2）局部作用。粉尘作用于呼吸道黏膜，易引起其功能亢进，黏膜下毛细管扩张、充血，黏液腺分泌增加，阻留更多粉尘，久之酿成肥大性病变，然后由于黏膜上皮细胞营养不足，最终造成萎缩性病变，呼吸道抵御能力下降。体表长期接触粉尘还可导致堵塞性皮脂炎、粉刺、毛囊炎、脓皮病等。

金属磨料可引起眼角膜损伤、浑浊。沥青粉尘可引起光感性皮炎，还可引起眼睛及皮肤的病变。如在阳光下接触煤焦油、沥青粉尘时可引起眼睑水肿和结膜炎。粉尘落在皮肤上可堵塞皮脂腺而引起皮肤干燥，继发感染时可形成毛囊炎、脓皮病等。有些纤维状结构的矿物性粉尘，如玻璃纤维和矿渣棉粉尘，长期作用于皮肤可引起皮炎。也有一些腐蚀性和刺激性的粉尘，如砷、铬、石灰等粉尘，作用于皮肤可引起某些皮肤病变和溃疡性皮炎。

（3）中毒作用。吸入铅、砷、锰等粉尘可在呼吸道黏膜很快溶解吸收，导致中毒。

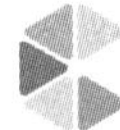

三、对粉尘发生源的治理及个人防护

1. 消除或减弱粉尘发生源

在工艺和物料方面选用不产生粉尘的工艺，选用无危害或少危害的物料，是消除或减弱粉尘危害的根本途径，即通过工艺和物料选用消除粉尘发生源。例如，用树脂砂替代铸造型砂，用湿法生产工艺代替干法生产工艺（如水磨代替干磨，水力清理、电液压清理代替机械清理，使用水雾电弧焊等）。

2. 增设吸尘净化设备

依据粉尘的性质、浓度、分散度和发生量，采用相适应的除尘、净化设备消除和净化空气中的粉尘，并防止二次扬尘。

3. 采用个人防护

依据粉尘对人体的危害方式和伤害途径，进行针对性的个人防护，是防止粉尘危害的最终手段。粉尘（或毒物）对人体伤害途径有三种：一是吸入，通过呼吸道进入人体内；二是通过人体表皮汗腺、皮脂腺、毛囊进入体内；三是食入，通过消化道进入体内。针对伤害途径，个人防护对策如下：

（1）切断粉尘进入呼吸系统的途径。依据不同性质的粉尘，佩戴不同类型的防尘口罩、呼吸器（对某些有毒粉尘还应佩戴防毒面具）。

（2）阻隔粉尘对皮肤的接触。正确穿戴工作服（有的还需要穿连裤、连帽的工作服）、头盔（人体头部是汗腺、皮脂腺和毛囊较集中的部位）、眼镜等。

（3）禁止在粉尘作业现场进食、抽烟。

第三节　尘肺病的类别及特征

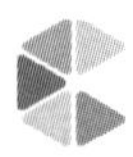 一、尘肺病的类别

尘肺（医学上称为“肺尘埃沉着病”）是由于在职业活动中长期吸入生产性粉尘（灰尘），并在肺内潴留而引起的以肺组织弥漫性纤维化（瘢痕）为主的全身性疾病。

尘肺按其吸入粉尘的种类不同，可分为无机尘肺和有机尘肺。在生产劳动中吸入无机粉尘所致的尘肺，称为无机尘肺；吸入有机粉尘所致的尘肺称为有机尘肺，如棉尘肺、农民肺等。尘肺大部分为无机尘肺。

我国《职业病分类和目录》规定法定 13 种尘肺有：矽肺、煤工尘肺、石墨尘肺、碳黑尘肺、石棉肺、滑石尘肺、水泥尘肺、云母尘肺、陶工尘肺、铝尘肺、电焊工尘肺、铸工尘肺、根据《尘肺病诊断标准》和《尘肺病理诊断标准》可以诊断的其他尘肺病。

1. 矽尘

游离二氧化硅（SiO_2）粉尘引起的尘肺病，俗称矽尘。在自然界，游离二氧化硅分布很广，在 16 km 以内的地壳内含有 5%，在 95%的矿石中均含有数量不等的游离二氧化硅。游离二氧化硅按晶体结构分为结晶型、隐晶型和无定型三种：结晶型 SiO_2 的硅氧化四面体排列规则，如石英、鳞石英，存在于石英石、花岗岩、矿石，或夹杂于其他矿物内的硅石；隐晶型 SiO_2 的硅氧化四面体排列不规则，主要有玉髓、玛瑙、火石和石英玻璃等；无定型 SiO_2 主要存在于硅藻土、硅胶和蛋白石、石英等熔炼产生的二氧化硅蒸气和在空气中凝结的气溶胶。

游离二氧化硅在不同温度和压力下，硅氧化四面体形成多种同素异构体，随着温度和压力的升高，硅氧化四面体形成的同素异构体依次为：石英、鳞石英、方石英、柯石英、超石英和人工合成的凯石英。正是由于这种特性，在工业生产热加工时，其晶体结构会发生变化。在制造矽砖时，石英经高温焙烧转化为方石英和鳞石英；以硅酸盐为原料制造瓷器的黏土砖，焙烧后可含有石英、方石英和鳞石英；硅藻土焙烧后部分转化为方石英。

接触游离二氧化硅粉尘的作业非常广泛，遍及国民经济建设的许多领域。在冶金、有色金属、煤炭等矿山，采掘作业凿岩、爆破、运输，修建公路、铁路、水利工程开挖隧道，采石等作业均可产生大量含游离二氧化硅岩尘。在制造加工业，如石粉厂、玻璃厂、耐火材料厂等生产过程中的原料破碎、研磨、筛分、配料等工序，机械制造业铸造车间的原料粉碎、配料、铸型、打箱、清砂、喷砂等生产过程，陶瓷厂原料准备，珠宝加工，石器加工均能产生大量含游离二氧化硅粉尘。

矽尘是危害我国工人健康的最主要的职业病危害因素之一。

2. 煤工尘肺

煤是主要能源和化工原料之一，可分为褐煤、烟煤和无烟煤。目前，煤在世界各国的开采量仍然很大，煤矿生产有露天、井下开采两种方式，埋藏表浅的煤炭或裸露地表的煤炭，都可以采用露天开采方式。露天开采主要有表土剥离和采煤两道工序，剥离工序为清除煤层表面的覆土和岩石，表土剥离工序都有较多的粉尘飞扬；采煤工序多采用电铲掘煤，粉尘飞扬较少。由于露天自然通风良好，飞扬的粉尘颗粒较大，对工人健康的危害较小。

我国多数煤矿为井下开采，井下开采的主要工序是掘进和采煤。岩石掘进可产生大量岩石粉尘，岩石掘进工作面粉尘中，游离二氧化硅含量高，因此是煤矿粉尘危害最严重的工序。采煤工作面的粉尘主要是煤尘，游离二氧化硅含量较低，多数在5%以下。但由于地质构造复杂多变，煤层和岩层常交错存在，所以在采煤过程中常产生大量煤岩混合尘，称为煤矽尘。随着采煤机械化程度的提高，煤的粉碎程度提高，粉尘产生量及分散度也随之增大，煤尘、煤矽尘是仅次于矽尘的对工人健康造成严重危害的粉尘。

3. 石墨尘肺

石墨尘肺是长期吸入较高浓度的石墨粉尘所引起的一种尘肺，可分为三等墨矽肺和单纯石墨尘肺，多发生于石墨工厂的工人。石墨是自然界存在的单质碳，按其生成来源，可分为天然石墨和人造石墨。天然石墨广泛分布于火成岩、沉积岩及变质岩，如片麻岩、石英岩及大理岩中。在矿石中石墨含量差异很大，一般含量为4%~20%，常混有一定量的游离二氧化硅和其他矿物质，其中游离二氧化硅含量为5%~49%。天然石墨粉尘在肺组织引起的肉芽肿和间质纤维化，是由石墨本身引起的，而不是其中

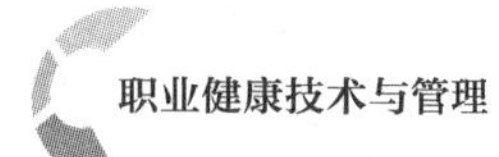

少量的SiO_2所致。由于采矿工人接触岩石粉尘，因此可能患矽肺。合成石墨是用无烟煤或石油焦炭，在电炉中经2 000～3 000℃的高温处理制得，石墨含量在90%左右而游离二氧化硅含量在0.1%以下。

4. 碳黑尘肺

碳黑尘肺是尘肺病的一种，是生产和使用碳黑的工人长期吸入较高浓度的碳黑粉尘所引起的一种职业病。

碳黑是由液态或气态的碳化氢不完全燃烧产生，或以石油、沥青、天然气、松脂、焦炭等为原料经炉内燃烧后取其烟制成。碳黑为无定型结晶体，含碳量90%～99%，极少或不含其他物质，游离二氧化硅含量仅为0.5%～1.5%。碳黑粉尘粒径极小，质轻，极易飞扬。

碳黑主要用于橡胶工业，其次用于塑料生产，以及油漆、印刷油墨、墨汁、唱片、电极制造、颜料及冶金等工业。后来虽然碳黑已是密闭化、自动化生产，但粉尘飞扬现象仍然存在。因此，在炉前，回收、分离室，加工和包装等工序的工人，经常接触碳黑粉尘。

5. 石棉肺

约公元前2500年人类最早在陶器中使用石棉，我国古书中称石棉制品为“火烧布”。人类大规模商业开采和使用石棉始于19世纪后半叶，以加拿大魁北克省和南非最为著名。石棉是一族天然的纤维性晶型含水硅酸盐矿物，纤维性石棉具有抗拉性强、不易断裂、耐火、隔热、耐酸、耐碱和绝缘等良好的理化特性，在工业上的用途达3 000种以上。石棉纤维因品种不同其化学组成和粗细不一，根据其直径大小依次分为直闪石、铁石棉、温石棉和青石棉，以青石棉最细。石棉纤维粒径越小则沉积肺内的量越多，对肺组织的穿透力也越强，所以青石棉致纤维化和致癌作用都最强，而且出现病变早，形成石棉小体多。温石棉富含氧化镁，在肺内易溶解，因而在肺内清除比青石棉和铁石棉快。动物实验发现，不同粉尘的细胞毒性依次为石英>青石棉>温石棉。石棉用途多，污染广，对人体健康危害也大，不但可以引起非恶性疾病如石棉肺、胸膜斑、皮肤疣等，还可致恶性肿瘤，如肺癌、恶性间皮瘤。石棉已被公认为致癌物，多数发达国家已经禁止使用石棉，并组织研究石棉代用品。

接触石棉的主要作业是开采、加工和使用，如石棉采矿、选矿、建筑、绝缘、造船、造炉、电焊、耐火材料、石棉制品检验、石棉制品检修、保温材料、刹车板制造和使用等。居民饮用水被石棉污染也有报道，但未证实吞食石棉纤维有何危害。

6. 滑石尘肺

滑石尘肺是指长期吸入滑石粉主要引起类结节纤维化、弥漫性间质纤维化和异物肉芽肿等肺部疾病。其中间质纤维化与石棉肺的表现相似，分布在呼吸细支气管周围，

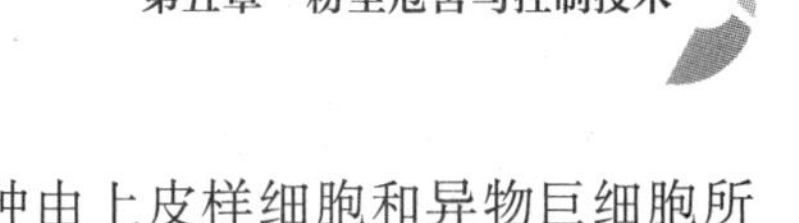

除网状纤维外尚有少量胶原纤维呈不规则排列。肉芽肿由上皮样细胞和异物巨细胞所组成，在巨细胞内可见到有双折光的滑石颗粒。在胸膜上出现胸膜增厚，甚至胸膜斑，常称为“滑石斑”，也可能与滑石中混有石棉纤维有关。

7. 水泥尘肺

水泥尘肺是长期吸入水泥粉尘而引起肺部弥漫性纤维化的一种疾病，属于硅酸盐尘肺。

水泥生产过程中的原料粉碎、混合，成品的包装、运输等作业均产生大量粉尘。水泥尘肺的发病与接触时间、粉尘浓度和分散度以及个人体质有关，一般发病工龄在20年以上，最短为10年。

水泥生产工人以接触混合性粉尘为主，影响水泥尘肺的发病因素，除粉尘浓度、工龄和个体因素外，主要与水泥的品种和化学组分密切相关。因此，水泥原料车间的发病率高于成品车间。

8. 云母尘肺

云母为钾、镁、锂、铝等的天然硅酸盐呈层状结构的矿物，它的成分复杂、种类繁多。云母矿床通常与花岗伟晶岩结合，云母杂在石英与长石之间含有一定量游离二氧化硅。云母矿井下常见的云母有白云母、黑云母和金云母，其共同特点为易剥离的薄片，具有柔软透明、耐酸、耐热、绝缘等特性。

建筑材料及其他非金属矿采选业，如云母矿打孔、炮采、机采、装载、运输、回填、支护、采矿辅助、破碎、筛选、研磨、重选、选矿辅助；云母制品业，如云母制粉、煅烧、制浆、配胶、施胶、复合、成形、云母绝缘成品；电子及通信设备制造业，如云母电容制取等，均可接触云母粉尘。

接触云母粉尘的从业人员易患云母尘肺，属硅酸盐尘肺，分为云母采矿工尘肺和云母加工尘肺。云母尘肺的病理改变主要表现为尘性弥漫性肺部纤维化，是一种法定职业病。

9. 陶工尘肺

制陶原料包括高岭土、黏土、瓷石、瓷土、着色剂、青花料、石灰釉、石灰碱釉等，陶瓷制作的原料准备如原料的破碎、粉碎、过筛、下料、出料、烘干、拌料、装运、成形、烧炼等工序都要接触粉尘。

陶工尘肺是指在陶瓷工业生产过程中由于接触一定数量的粉尘所引起的尘肺病，主要发生在制陶行业。由于陶瓷工业接触多种粉尘，陶工尘肺实际上是一种职业性肺部疾病。

按接触原料不同，陶瓷行业患尘肺病者分为陶工尘肺、硅酸盐尘肺、混合尘肺、矽肺等，统称为陶工尘肺。陶工尘肺潜伏期比较长，病情发展慢，肺功能受损害程度轻，合并肺结核率高。

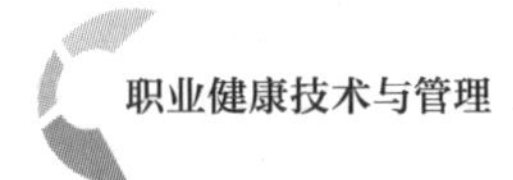

10. 铝尘肺

铝为银白色轻金属，广泛应用于航空、船舶、建材制备、电器工业、冶炼铝、生产铝粉等作业；金属铝粉用于制造炸药、导火剂等；用氧化铝经电炉熔融成的聚晶体（白刚玉）可制成磨料粉和磨具等。这些行业工人均可接触铝粉或氧化铝粉尘而引起铝尘肺。

铝尘肺是由于长期吸入金属铝粉或氧化铝粉尘引起的一种尘肺。在生产环境和生产过程中，长期吸入铝粉或含氧化铝的粉尘，该类粉尘长时间滞留于体内，沉积在肺组织导致肺纤维化，称为铝尘肺。

11. 电焊工尘肺

焊接作业在建筑、矿山、机械、造船、化工、铁路、国防等工业被广泛应用，种类有自动埋弧焊、气体保护焊、等离子焊和手工电弧焊（手把焊）等。焊接烟尘是指由于高温使焊药、焊条芯和被焊接材料熔融蒸发，逸散在空气中氧化冷凝而形成的颗粒极细的气溶胶。电焊尘因使用的焊条不同而有所差异，如使用焊条 T422 焊接时，电焊尘主要为氧化铁，还有二氧化锰、非结晶型二氧化硅、氟化物、氮氧化物、臭氧、一氧化碳等；使用 0507 焊条时，除上述成分外，还有氧化铬、氧化镍等。因此，焊工尘肺是一种混合性尘肺。

焊工尘肺病发病的快慢与焊接环境、粉尘浓度、气象条件、通风状况、焊接种类、焊接方法、操作时间及电流强度等有密切关系，此外，在发病和病程进展上存在个体差异。焊工尘肺病例绝大多数发生在手把焊工中，患者发病工龄一般为 10~20 年，在高浓度焊接烟尘环境中，3~5 年即可发病。

12. 铸工尘肺

铸造行业分铸钢、铸铁及铸有色合金件等，由于不同铸造对型砂耐火性的要求不同，需用的型砂不同，如铸钢需用石英砂，其中含游离二氧化硅 90%以上；铸铁和铸有色金属选用天然砂，其中含游离二氧化硅 70%以上。铸钢型砂中经常加入 15%左右石英砂和 2%~4%耐火泥，铸铁型砂中则常加入 3%~8%煤粉。制造型砂时，铸钢常用的涂料为石英粉，铸铁和铸有色合金时则常用石墨粉和滑石粉。

铸工尘肺是在铸造作业中长期吸入较高浓度的生产性粉尘所引起的一种尘肺，是由于吸入含量较高的游离二氧化硅的高岭土、陶土、石墨、煤粉、石灰石、滑石粉等混合粉尘所引起的一种混合性尘肺。除铸造行业外，不同工种对铸工尘肺的发病影响较大，工种有砂型配制、砂型制造、砂型干燥、合箱、浇注、开箱、清砂等。其中，铸钢清砂工患病率为最高，型砂配制次之，型砂制造工最低。铸工尘肺发病工龄为 20~30 年，可并发肺气肿，肺功能可不同程度损伤。

13. 其他尘肺病

以上所列之外的其他职业病危害因素所引起的尘肺病。

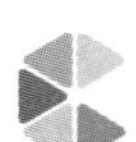

二、尘肺病的发病原因和症状

1. 尘肺病发病原因

尘肺病的病因是吸入致病的粉尘，但吸入这类粉尘并不一定会导致尘肺病的发生。人体呼吸器官本身就有很强的防御粉尘进入和沉积体内的功能，吸入空气中的粉尘首先经过鼻毛格栅的阻滤，继而受到鼻咽腔结构的影响，气流方向和速度发生改变，在鼻腔及咽部形成涡流，粒径大于 10 μm 的易撞击而附着于上呼吸道壁上，这样一般可阻滤吸入空气中 30%~50% 的粉尘。气流进入下部呼吸道，随气管、支气管的逐级分支，气流速度更加减慢，气流方向改变，气流中的尘粒沉降附着于管壁的黏液膜上，黏液膜下纤毛细胞的摆动将黏液推向喉部，随痰排出体外，此部分阻留的粉尘粒径多为2~10 μm 大小。能进入肺泡的尘粒，粒径多数小于 2 μm，大部分被肺内吞噬细胞吞噬，通过覆盖在肺泡表面的一层表面活性物质和肺泡的张弛活动，移送到具有纤毛细胞的支气管黏膜表面再被移送出去。进入肺泡的尘粒只有很小一部分被细胞吞噬后被带入肺泡间隔，经淋巴或血液循环而到达肺及人体的其他组织，引起生理病理作用。故吸入的粉尘在肺内沉积，只发生于吸入粉尘量过大，人体呼吸器官的防御功能不能将其过滤、附着、阻留，或粉尘沉积于肺泡又不能完全清除时。

进入肺泡不能被清除的粉尘，因其本身的理化性质和生物学作用的不同，会引起不同的组织反应。通常将吸入粉尘引起的肺组织反应概括分为纤维性变和非纤维性变两种类型。纤维性变除可形成一般粉尘引起的尘灶和尘细胞灶外，以细胞纤维性灶以及灶的增大、融合，进而形成团块样病变为特征。因此，这类病变有大量纤维组织增生，可使肺及毛细血管等组织破坏而形成瘤痕，产生肺气肿或肺不张，使肺组织结构变形，这些改变一般不可逆。非纤维性变或称肺粉尘沉着症，不形成瘤痕组织，不破坏肺泡和肺的组织结构，一般是可逆性损害。由于生产中的粉尘多是混合存在，影响粉尘的生物学作用因素较多，因此，粉尘引起的这两种肺组织反应并非绝对分开。

2. 尘肺病症状表现

（1）咳嗽咳痰。咳嗽咳痰是常见的症状也是一种呈突然、暴发性的呼气运动，有助于清除气道分泌物，其本质是人体的一种保护性反射。咳嗽受体分布于大支气管、气管及咽部等，受呼吸道分泌物刺激而兴奋引起咳嗽。咳嗽是尘肺病人最常见的主诉，主要和合并症有关。早期尘肺病人咳嗽多不明显，但随着病程的进展，病人多合并慢性支气管炎，晚期病人常易合并肺部感染，均使咳嗽明显加重。即使在咳嗽很少的情况下，尘肺病人也会有咳痰症状，这主要是由于呼吸系统对粉尘的清除导致分泌物增加所致。在没有呼吸系统感染的情况下，一般病人咳痰量不多，但尘肺病人在合并肺部感染时，往往不像一般人发生肺部感染时有明显的全身症状，可能表现为咳嗽咳痰

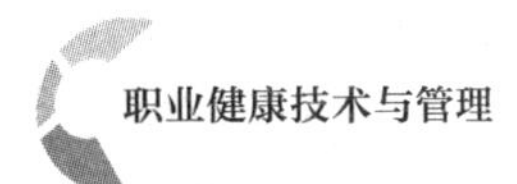

加重。

（2）呼吸困难。呼吸困难是尘肺病最常见和最早发生的症状，且和病情的严重程度相关。随着肺组织纤维化程度的加重、有效呼吸面积的减少、通气血流的比例失调，缺氧导致呼吸困难逐渐加重。

（3）胸痛咯血。胸痛是尘肺病人最常见的主诉症状，几乎每个病人或轻或重、或早或晚均有胸痛症状，其中可能以矽肺和石棉肺病人更多见。胸痛的部分原因可能是纤维化病变的牵扯作用，特别是有胸膜的纤维化及胸膜增厚，脏层胸膜下的肺大泡的牵拉及张力作用等。

胸痛咯血较为少见，主要是由于大块纤维化病灶的溶解破裂损伤血管而引起，一般为自限性的。合并肺结核是咯血的另一主要原因，且咯血时间较长，咯血量也较多。因此，尘肺病人如有咯血，应注意是否合并肺结核。

（4）其他症状。除上述呼吸系统症状外，尘肺病可能会有程度不同的全身症状，常见的有消化功能减弱、胃纳差、腹胀、便秘等。

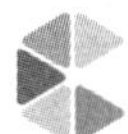

三、尘肺病的多发行业

（1）矿山开采业。在金属或非金属矿山接触粉尘最多的工种是凿岩工、放炮工、支柱工、运输工等，在煤矿主要是掘进工、采煤工、搬运工等。

（2）机械制造业。尤其是制造金属铸件工艺，主要接触粉尘的工种包括配砂、混砂、成型以及铸件的打箱、清砂等。

（3）冶炼业。金属冶炼中矿石的粉碎、烧结、选矿等，可产生大量的粉尘。

（4）建筑材料生产制造业。如耐火材料、玻璃、水泥制造业，石料的开采、加工、粉碎、过筛以及陶瓷中原料的混配、成形、烧炉、出炉和搪瓷工业，主要接触二氧化硅粉尘和硅酸盐粉尘。

（5）筑路业。如铁道、公路修建中的隧道开凿及铺路施工等。

（6）水电业。水利电力行业中的隧道开凿、地下电站建设等。

（7）其他。如石碑、石磨加工、制作等行业。

另外，室内装修粉尘主要是由于凿内墙或地面、刨木屑及抛光造成的，装修产生的大量粉尘，对人的鼻腔、眼睛、上呼吸道、肺部等都非常有害。如果装修后的废物得不到及时清理，其中的粉尘还会成为病菌的载体，传播疾病的机会就会大大增加。另外，装修的油漆、涂料等产生的苯、甲醛等化学污染物可通过呼吸道进入体内，也会刺激呼吸道黏膜，降低人们对疾病的免疫能力。

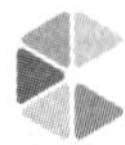

四、从事粉尘作业工作场所的职业卫生要求

《职业病防治法》第十五条规定，产生职业病危害的用人单位的设立除应当符合

法律、行政法规规定的设立条件外，其工作场所还应当符合下列职业卫生要求：

（1）职业病危害因素的强度或者浓度符合国家职业卫生标准。

（2）有与职业病危害防护相适应的设施。

（3）生产布局合理，符合有害与无害作业分开的原则。

（4）有配套的更衣间、洗浴间、孕妇休息间等卫生设施。

（5）设备、工具、用具等设施符合保护劳动者生理、心理健康的要求。

（6）法律、行政法规和国务院卫生行政部门、安全生产监督管理部门关于保护劳动者健康的其他要求。

第四节 粉尘的防治措施

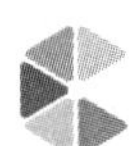

一、基本要求

预防尘肺对保障工人身体健康、发展经济是非常重要的。我国在防尘方面积累了很多经验方法，如湿式作业、密闭尘源、通风除尘、个人防护、设备维护检修、宣传教育等一整套综合性防尘措施。还针对防尘降尘提出了“革、水、密、风、护、管、教、查”八字方针。其中：革，是指工艺改革和技术革新；水，是指湿式作业；密，是指密闭尘源；风，是指通风除尘；护，是指个人防护；管，是指建立规章制度，维护管理；教，是指宣传教育；查，是指定期检查评比、总结，定期健康检查。粉尘的防治措施主要包括卫生防护及设施、个人防护用品、个人卫生和习惯3个方面的内容。

1. 卫生防护及设施

用工程技术措施消除或降低粉尘危害，是预防尘肺最根本的措施，同时，改善环境，开展职业健康教育也非常重要。

（1）改革工艺、革新设备。改革工艺流程、革新生产设备是消除粉尘危害的主要途径，如遥控操纵、计算机控制、隔离室监控等避免接触粉尘。

（2）湿式作业。如采用湿式碾磨石英或耐火材料、矿山湿式凿岩、井下运输喷雾洒水、煤层高压注水、建筑爆破湿式风钻等，可在很大程度上防止粉尘飞扬，降低环境粉尘浓度。

（3）密闭、抽风、除尘。对不能采取湿式作业的场所，应采用密闭抽风除尘办法。如采用密闭尘源与局部抽风相结合，防止粉尘外逸等。

（4）清洁环境。清洁能有效减少粉尘沉积于工作面上，有效减少劳动者吸入粉尘的机会；在粉尘集聚的工作面进行洒水，减少粉尘的产生和散播；每天下班前要进行作业场所的清洁卫生；定期对作业场所进行大扫除，进一步减少粉尘沉积。

（5）健康检查。健康检查包括上岗前检查、在岗期间定期的职业健康检查和离岗时检查，对于接尘工龄较长的工人还要按规定做离岗后的随访检查。

存在有活动性肺结核、慢性肺疾病、严重的上呼吸道或支气管疾病，显著影响肺功能的胸膜或胸廓疾病、严重的心血管系统器质性疾病者不能从事粉尘作业。

（6）环境监测。定期、定点对作业环境的生产性粉尘进行浓度检测，对超过国家职业卫生标准的作业场所必须进行治理。

（7）健康教育。开展各种形式的职业健康教育，宣传职业病防治知识，让工人了解粉尘的危害，教育工人如何加强个人防护，如何正确使用防护设备和防护用品，养成良好的个人卫生习惯。

2. 个人防护用品

在粉尘作业环境中，应首先考虑采取工程措施控制有害因素的可能性。若工程控制措施因各种原因无法实施，或无法完全消除有害因素，以及在工程控制措施未生效期间，可采用个人防护用品，即作业人员使用防尘护具。虽然个人防护用品是被动的防护，但的确能形成最后一道防线。

常用的防尘护具有防尘口罩、送风口罩、送风头盔、防尘安全帽等，防尘口罩是最常用的一种防尘护具。

（1）防尘口罩的种类。防尘口罩有过滤式防尘口罩和供气式防尘口罩两种。

1）过滤式防尘口罩是借助过滤材料，将空气中的有害物去除后供呼吸使用。其中靠佩戴者呼吸克服部件阻力，使含有有害物的空气通过口罩的滤料过滤后再被吸入的称为自吸过滤式；靠动力克服过滤阻力的为动力送风过滤式。

2）供气式防尘口罩是指将与有害物隔离的干净气源，通过动力的作用如空压机、压缩气瓶装置等，经输气管和面罩送到人的面部供人呼吸。

（2）如何选用防尘口罩

1）口罩要能有效地阻止粉尘进入呼吸道。一个有效的防尘口罩必须能防止微尘，尤其是能够阻止 5 μm 以下的可呼吸性粉尘进入呼吸道。

一般的纱布口罩是没有防尘作用的，因为纱布口罩对危害人体最大的 5 μm 以下的粉尘阻隔效率只有 10% 左右，未能起到防止粉尘危害的作用。

2）适合性。口罩要和脸形相适应，最大限度地保证空气不会从口罩和面部的缝隙不经过口罩的过滤进入呼吸道，要按使用说明正确佩戴。

3）佩戴舒适。选用的口罩既要能有效地阻止粉尘，又要使戴上口罩后呼吸不费力，重量要轻，佩戴卫生，保养方便。

（3）三个错误认识

1）纱布口罩可以用来防尘，而且佩戴舒适。防尘口罩是属于特种劳动保护用品，国家对其质量有专门的标准要求。纱布口罩不得替代作为防尘口罩使用，如前所述纱布口罩不能有效起到防止粉尘危害的作用。

2）无纺布口罩要清洗后再用，以节约成本。市场上常见的防尘口罩，其过滤材料都为无纺布材料，是一种超细静电纤维，可以捕捉粉尘。粉尘被超细静电纤维布捕捉后，极不易清洗而脱离，且水洗会破坏静电的吸尘能力。因此，无纺布口罩是不可以清洗的，用后便需要丢弃。

3）只要戴了口罩就不会得尘肺。防尘口罩都有一定的过滤容积，超过了它的过滤能力，就不能防尘了，戴的时间长了就会降低或失去防尘效果。因此，必须定期按照口罩使用说明进行更换，使用中要防止挤压变形、污染、进水，仔细保养。

对一些粉尘浓度高的场所，应该先进行工程改造来治理粉尘，将粉尘浓度降到可容许的浓度以下，再考虑选择戴防尘口罩进行作业。

3. 个人卫生和习惯

讲究个人卫生，勤换工作服，勤洗澡，杜绝将粉尘污染的工作服带回家。

加强体育锻炼，注意营养，作息规律，养成良好的生活方式，有助于增强个人体质，提高防病能力。

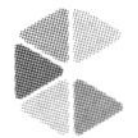

二、通风除尘

厂房建筑设计时要考虑生产工艺特点及排尘的需要，利用风压、热压差合理组织气流，充分发挥自然通风改善作业环境的作用。当自然通风不能满足要求时，应设置全面或局部机械通风排尘装置。

1. 工业通风的分类

（1）按通风系统的工作动力分类

1）自然通风。自然通风分为热压自然通风和风压自然通风。热压自然通风是依靠室内外的空气的密度不同，车间外密度大的空气压入车间内密度小的空气，形成压差，造成空气流动，达到通风目的；风压自然通风是指当有风吹向车间时，在迎风面形成正压，而背风面形成负压，产生压差，外界空气从迎风面进入车间，将污浊空气从背风面门窗压出，达到通风目的。

2）机械通风。机械通风是利用通风机产生的压力，使进入车间的新鲜空气与车间内被污染的空气沿风道、主支网路流动，沿程的流体阻力由风机克服。机械通风能根据不同的要求，提供动力，能对空气进行加热、冷却、加湿，通过置换达到净化处理，并将相应设备用风道连接起来，组成一个机械通风系统。机械通风分为机械排风、机械送风。

（2）按组织车间内的换气原则分类

1）全面通风。全面通风是指车间内全面进行通风换气，以便稀释车间内的空气，达到职业卫生标准。全面通风适合于尘源不固定场所，实际起到稀释作用。全面通风换气中需要注意全面通风换气量、全面通风换气次数的计算。全面机械通风是对整个厂房进行机械通风换气，是把清洁空气不断送入车间，将车间空气中的粉尘浓度稀释并将污染的空气排到室外，使室内空气中的有害物质浓度达到国家卫生标准。

2）局部机械通风。局部机械通风是指对厂房内的尘源进行除尘，使局部作业环境得到改善，是目前工业生产中控制粉尘扩散、消除粉尘危害最有效的一种办法。

2. 局部排尘系统

局部排尘系统是由吸尘罩、风道、除尘器和风机组成。完善的局部排尘系统既能满足劳动保护的要求，也能满足环境保护的要求。局部排尘系统是通过各种吸尘罩实现的，吸尘罩是局部机械通风的关键部件。

（1）局部吸尘罩

1）对局部吸尘罩的要求：形式适宜、位置正确、风量适中、强度足够、检修方便。

2）局部吸尘罩的种类

①密闭吸尘罩。密闭吸尘罩分为局部密闭罩和整体密闭罩。其中：局部密闭罩适用于产尘点固定、气流速度不大的连续产尘点，观察操作方便，如胶带运输机；整体密闭罩罩子容积大，中小修可在罩内进行，适用于气流分散或局部气流速度较大的产尘设备，如振动筛。

②旁侧吸尘罩。当生产条件不适宜用密闭吸尘罩时，可选用旁侧吸尘罩。旁侧吸尘罩设计时要考虑罩口吸气速度、尘源与罩口的距离。旁侧吸尘罩应用广泛，如喷漆、焊接、翻砂等作业施工。

③接受式吸尘罩。接受式吸尘罩的特点是迎着粉尘散发的方向并尽量靠近尘源，适用于砂轮机、抛光机、磨床等设备的防尘。

④下部吸尘罩。下部吸尘罩的优点是不占据空间、不妨碍操作、工人体位舒适；缺点是需敷设地下风道、粉尘易堵塞、设计存在困难。

（2）常用的除尘设备。除尘设备基本上可以分成干式、湿式两大类，主要利用重力、惯性力、离心力、热力、扩散黏附力和电力等。除尘设备是将粉尘从含尘气流中分离出来的净化设备，主要参数可分为技术参数如除尘风量、除尘效率、阻力等，经济参数如设备费、运行费、使用寿命、占地面积、空间体积等。

1）重力沉降室。通过粉尘本身的重力使尘粒从气流中分离出来。重力沉降室仅适用于粒径为 50 μm 以上的粉尘，由于其除尘效率低、占地面积大，现在很少使用，常作为高浓度含尘气体系统中的一级除尘。

2）旋风除尘器。旋风除尘器是利用气流旋转过程中作用在粉尘尘粒上的惯性离心力，使尘粒从气流中分离。旋风除尘器结构简单、体积小、维护方便，主要用于粒径为 10～20 μm 的粉尘，用作多级除尘器的第一级除尘器，常作为高浓度含尘气体系统中的一级除尘。

3）湿式除尘器。是通过含尘气体与液滴或液膜的接触使尘粒从气流中分离。湿式除尘器的优点是结构简单、投资低、占地面积小、除尘效率高、能同时对有害气体进行净化，适宜处理有爆炸危险性或同时含有多种有害物的气体；缺点是有用物料不能干法回收，泥浆处理困难。

4）过滤除尘器。是将含尘空气通过织物的过滤层或通过由填充材料构成的过滤层，当含尘空气通过过滤层时，粉尘尘粒会阻留下来。织物过滤层通常做成袋形，因此也被称布袋除尘器。过滤除尘器的填充材料主要是合成纤维、金属丝、丝网等，因其除尘效率高，所以应用广泛，但不适于处理高温高湿的含尘气体。

5）电除尘器。是利用高压电场产生的静电力，使尘粒从空气中分离。电除尘器是一种高效干式除尘器，阻力低，可处理高温、高湿气体，适用于大型工程，但相对造价较高。

复习思考题

1. 简述在生产领域中生产性粉尘的主要来源。
2. 简述“革、水、密、风、护、管、教、查”八字方针的含义。
3. 哪些工程技术措施可以消除或降低粉尘危害？
4. 常用的除尘设备有哪些？

技能实训五：作业场所生产性粉尘的快速检测

一、实训目标

1. 识别生产过程中存在的职业病危害因素。
2. 正确布置作业场所粉尘检测点。
3. 根据作业现场绘制粉尘检测点分布图。
4. 会使用常用的粉尘检测仪器进行作业现场检测。
5. 正确编制作业现场生产性粉尘检测报告。

二、任务描述

根据给定的企业作业现场，了解其生产工艺过程，分析在生产工艺过程中存在的职业病危害因素。对粉尘分布情况进行分析，确定检测点，绘制检测点分布图，制作现场采样单，实施粉尘检测，汇总检测结果，编制作业现场粉尘检测报告。

三、任务准备

1. 现场调查

(1) 工作过程中使用的原料、辅助材料，生产的产品、副产品和中间产物等的种类、数量、纯度、杂质及其理化性质等。

(2) 工作流程包括原料投入方式、生产工艺、加热温度和时间、生产方式和生产设备的完好程度等。

(3) 劳动者的工作状况，包括劳动者数，在工作地点停留时间，工作方式，接触有害物质的程度、频度及持续时间等。

(4) 工作地点空气中有害物质的产生和扩散规律、存在状态、估计浓度等。

(5) 工作地点的卫生状况和环境条件、卫生防护设施及其使用情况、个人防护设施及使用状况等。

2. 采样仪器的准备

(1) 检查所用的空气收集器和空气采样器的性能和规格，应符合相关标准要求。

(2) 检查所用的空气收集器的空白、采样效率和解吸效率或洗脱效率。

(3) 校正空气采样器的采样流量。在校正时，必须串联与采样相同的空气收集器。

(4) 使用定时装置控制采样时间时，应校正定时装置。

四、知识要点

1. 掌握作业场所空气中粉尘检测方法。

2. 熟悉粉尘检测仪器使用方法及要求。

3. 熟悉粉尘的检测依据、评价依据。

4. 熟悉粉尘检测的布点原则。

五、实训过程

粉尘浓度是指单位体积空气中所含粉尘的质量（mg/m^3）或数量（粒/cm^3）。

粉尘浓度测定的标准方法是重量法，它是基本方法。如果使用仪器或其他方法测定粉尘质量浓度，则必须以标准重量法为基准，这样可以保证测定结果的可比性。重量法测定结果能更好地反映现场粉尘浓度的真实情况，所需仪器装置比较简单，但操作复杂、速度慢。在作业现场使用的操作简便、灵活、快速的方法是仪器测定法，主要仪器有压电晶体差频法测尘仪、β射线吸收法测尘仪及光散射测尘仪。本实训重点介绍滤膜重量测定法。

1. 测尘点的确定

测定作业场所空气中的粉尘时，测尘点应设在作业人员在生产过程中经常或定时停留并受粉尘污染的作业场所，要有代表性地反映作业人员接尘的实际情况。测尘位置应选择在粉尘分布较均匀处的呼吸带，一般在接近操作岗位处约1.5 m的高度。在有风影响时，应选择在作业地点的下风侧或回风侧。如果产尘点处于移动状态，采样或测尘点应位于生产活动中有代表性的地点，或将采样或测尘仪器直接架设在移动设备上。

2. 检测原理

用抽气动力抽取一定体积的含尘空气，并让其通过已知质量的聚氯乙烯纤维滤膜，则粉尘被阻留在滤膜上，根据采样前后滤膜的质量之差和采气体积，计算出单位体积空气中粉尘的质量浓度 C（mg/m^3），按式（5—1）计算：

$$C = \frac{W_2 - W_1}{V} \times 1\ 000 = \frac{W_2 - W_1}{Qt} \times 1\ 000 \qquad (5—1)$$

式中　W_1——采样前滤膜质量，mg；

W_2——采样后粉尘与滤膜质量，mg；

Q——采样流量，L/min；

t——采样时间，min；

V——采样体积，L。

3. 采样

将滤膜置于滤料采样夹上，在呼吸带高度用滤膜以 15~30 L/min 的流速采集空气中粉尘。在需要防爆的作业场所采样，应用防爆型粉尘采样器。当粉尘浓度低于 50 mg/m^{3}时，用直径为 40 mm 的滤膜；高于 50 mg/m^{3}时，用直径为 75 mm 的滤膜。如果聚氯乙烯纤维滤膜不适用，改用玻璃纤维滤膜。

气体流量计常采用 15~40 L/min 的转子流量计，需要加大流量时，可提高到采用 80 L/min 的转子流量计。流量计至少每半年用皂膜流量计或精度为 11%的转子流量计校正一次。为保证流量计正常工作，应尽量避免被污染，若发现有明显污染时，应及时清洗校正。在整个采样过程中，应保持流量稳定。

4. 采样时间

在连续性产尘作业点测定时，应在正常作业开始 30 min 后开始采样。对于间断性产尘作业点测定时，应在工人工作时采样。

确定采样的持续时间要先估计粉尘浓度，根据测尘点的粉尘浓度估计值及滤膜上所需采集粉尘量的最低值确定采样的持续时间，但一般不得小于 10 min。当粉尘浓度高于 10 mg/m^{3}时，采气量不得小于 0.2 m^3；浓度低于 2 mg/m^{3}时，采气量为 0.5~1 m^3。采样持续时间一般按式（5—2）计算：

$$t \geqslant \Delta m \times 1\ 000/(C'Q) \qquad (5—2)$$

式中　t——采样持续时间，min；

Δm——要求的粉尘采集量，其质量应大于或等于 1 mg；

C'——作业场所的估计粉尘浓度，mg/min；

Q——采样时空气的流量，L/min。

采集在滤膜上的粉尘的采集量过小可能在称量时产生偏差，过大时滤膜孔被堵塞过多，阻力增大，尘粒容易脱落，采样误差大，滤膜的机械强度也难以承受。直径为 40 mm 滤膜上的粉尘的采集量，应不少于 1 mg，但不得多于 10 mg，而直径为 75 mm 的滤膜，应做成锥形漏斗进行采样，其粉尘采集量可不受此限制。

六、注意事项

1. 使用前，应对仪器进行校正。

2. 应使用经过认证的仪器。

3. 滤膜重量法测定粉尘浓度有以下 4 个关键性操作步骤：

(1) 采样前必须用同样的未称重滤膜模拟采样，调节好采样流量，检查仪器密封性能。具体方法是在抽气条件下，用手掌堵住滤膜进气口，若流量计转子立即回到零刻度，表示采样系统不漏气。单独检查采样头的气密性，可将滤膜夹上装有塑料薄膜的采样头放于盛水的烧杯中，向采样头内送气加压，当压差达到 1 000 Pa 时，水中应无气泡产生。

(2) 采样量超出 20 mg 时，应重新采样。

(3) 若现场空气中含有油雾，必须先用石油醚或航空汽油浸洗采样后的滤膜，晾干后再称重。

(4) 安装滤膜时，滤膜的受尘面必须向外；滤膜不耐高温，使用现场气油不能高于 55℃。

七、总结与思考

1. 通过典型作业场所生产性粉尘的快速检测，掌握识别生产过程中存在的职业病危害因素方法，正确选择设置作业场所粉尘检测点，根据作业现场绘制粉尘检测点分布图。

2. 会用常用粉尘检测仪器进行作业现场检测，编制作业现场生产性粉尘检测报告。

第六章
化学毒物危害与控制技术

本章学习目标

★ 知识点：

1. 化学有毒物质对人体的危害；
2. 职业中毒类别及特征；
3. 常见的职业毒物及控制措施。

★ 技能点：

熟悉作业场所中典型化学毒物的快速检测方法。

第一节　化学毒物对健康的危害

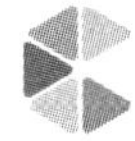

一、毒物的定义

化学物质进入机体，蓄积达一定的量后，与机体组织发生生物化学或生物物理学变化，干扰或破坏机体的正常生理功能，引起暂时性或永久性的病理状态，甚至危及生命，则称该物质为毒物。工业生产过程中接触到的毒物（主要指化学物质），称为工业毒物。

毒物侵入人体后与人体组织发生化学或物理化学作用，并在一定条件下破坏人体的正常生理机能，引起某些器官和系统发生暂时性或永久性的病变，这种病变被称为中毒。在生产过程中由工业毒物引起的中毒即为职业中毒。因此判断是否为职业中毒首先应看 3 个要素是否同时具备，即生产过程中、工业毒物和中毒，上述三要素是必要条件。

应该指出，毒物的含义是相对的。首先，物质只有在特定条件下作用于人体才具有毒性；其次，物质只要具备了一定的条件，就可能出现毒害作用。如职业中毒的发生，不仅与毒物本身的性质有关，还与毒物侵入体的途径及数量、接触时间及身体状况、防护条件等多种因素有关。因此，在研究毒物的毒性影响时，必须考虑这些相关因素。

具体讲某种物质是否有毒，则与它的数量及作用条件有直接关系。例如，在人体内，含有一定数量的铅、汞等物质，但不能说由于这些物质的存在就判定发生了中毒。通常一种物质只有达到中毒剂量时，才能称之为毒物。如氯化钠日常可食用，但人一次服用200~250 g就可能会致死。另外，毒物的作用条件也很重要，当条件改变时，甚至一般非毒性的物质也会具有毒性。如氯化钠溅到鼻黏膜上会引起溃疡，甚至使鼻中隔穿孔；氮在9.1 MPa下有显著的麻醉作用。

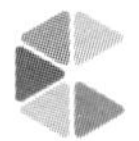

二、毒物的存在状态与接触机会

工业化学毒物可以固态、液态、气态或气溶胶的形式存在于生产环境中。气态毒物指常温、常压下呈气体扩散的物质，如氯气、一氧化碳、二氧化硫等；固体升华、液体蒸发或挥发可形成蒸气，如碘等可经升华，苯可经蒸发而呈气态。凡沸点低、蒸气压大的液体都易形成蒸气，对液体加温、搅拌、通气、超声处理、喷雾或增大其体表面积均可促进蒸发或挥发。

雾为悬浮于空气中的液体微滴，蒸气冷凝或液体喷洒可形成雾，如镀铬作业时可产生铬酸雾，喷漆作业时可产生漆雾等。烟为悬浮于空气中直径小于0.1 μm的固体微粒，金属熔融时产生的蒸气在空气中迅速冷凝、氧化可形成烟，如熔炼铅、铜、锌时可产生铅烟、铜烟和锌烟；有机物加热或燃烧时，也可形成烟。

粉尘是能较长时间悬浮在空气中的微粒，其粒子直径为0.1~10 μm的固体微粒。固体物质的机械加工、粉碎，粉状物质在混合、筛分、包装时均可引起粉尘飞扬。飘浮在空气中的粉尘、烟和雾，统称为气溶胶。工业毒物主要经呼吸道吸收进入人体，亦可经皮肤和消化道进入。

生产性毒物主要来源于原料、辅助料、中间产品（中间体）、成品、副产品、夹杂物或废弃物，有时也可来自热分解产物及反应产物，例如，聚氯乙烯塑料加热至160~170℃时可分解产生氯化氢，磷化铝遇湿分解生成磷化氢等。同一毒物在不同行业或生产环节中来源的性质可以完全不同，例如，某一家工厂的原料是另外一家的产品。

接触生产性毒物主要有两个环节，即产品的生产和其应用，涉及原料的开采与提炼，材料的加工、搬运、储藏，加料和出料，以及成品的处理、包装等。化学物反应、输送管道的渗漏，化学反应控制不当或加料失误而引起冒锅和冲料，储存气态化学物钢瓶的泄漏，作业人员进入反应釜出料和清釜，物料输送管道或出料口发生堵塞，废料的处理和回收，化学物的采样和分析，设备的保养、检修等均有机会接触生产性毒物。

此外，有些作业虽未应用有毒物质，但在一定条件下亦有机会接触到毒物，甚至引起中毒。例如，在有机物堆积且通风不良的场所（地窖、矿井下废巷、化粪池、腌菜池等）作业时，接触硫化氢而致急性中毒的事件常有发生。

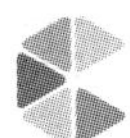

三、毒物危害的影响因素

毒物的毒性大小或作用特点常因其本身的理化特性、毒物间的联合作用、环境条件及个体的差异等许多因素而不同。

1. 物质的化学结构对毒性影响

各种毒物的毒性之所以存在差异，主要是基于其分子化学结构的不同。如在碳氢化合物中，存在以下规律：

（1）在脂肪族烃类化合物中，其麻醉作用随分子中碳原子数的增加而增加。

（2）化合物分子结构中的不饱和键数量越多，其毒性越大。

（3）一般分子结构对称的化合物，其毒性大于不对称的化合物。

（4）在碳烷烃化合物中，一般而言，直链比支链的毒性大。

（5）毒物分子中某些元素或原子团对其毒性大小有显著影响。如在脂肪族碳氢化合物中带入卤族元素，芳香族碳氢化合物带入氨基或硝基，苯胺衍生物中以氧、硫或羟基置换氢时，毒性显著增大。

2. 物质的物理化学性质对毒性的影响

物质的物理化学性质是多方面的，其中影响人体的毒性作用主要有如下 3 个方面：

（1）可溶性。毒物（如在体液中）的可溶性越大，其毒性作用越大。如三氧化二砷在水中的溶解度比三硫化二砷大 3 万倍，故前者毒性大，后者毒性小。应注意，毒物在不同液体中的溶解度不同；不溶于水的物质，有可能溶解于脂肪和类脂肪中。如硫化铅虽不溶于水，但在胃液中却能溶解 2.5%；又如，氯气易溶于上呼吸道的黏液中，因而氯气对上呼吸道可产生损害；黄丹微溶于水，但易溶于血清中等。

（2）挥发性。毒物的挥发性越大，其在空气中的浓度越大，进入人体的量越大，对人体的危害也就越大，毒作用越大。如苯、乙醚、三氯甲烷、四氯化碳等都是挥发性大的物质，它们对人体的危害也严重。而乙二醇的毒性虽高但挥发性小，只为乙醚的 1/2 625，故严重中毒的事故很少发生。有些物质的毒性本不大，但因为挥发性大，也会具有较大的危害性。

（3）分散度。毒物的颗粒越小，即分散度越大，则其化学活性越强，更易于随人的呼吸进入人体，因而毒害作用越大。如锌等金属物质本身并无毒，但加热形成烟状氧化物时，可与体内蛋白质作用，产生异性蛋白而引起发烧，称为“铸造热”。

3. 毒物的联合作用

在生产环境中，现场人员接触到的毒物往往不是单一的，而是多种毒物共存，因此必须了解多种毒物对人体的联合作用。毒物联合作用的综合毒性有下 3 种情况：

（1）相加作用。当两种以上的毒物同时存在于作业场所环境中时，它们的综合毒性为各种毒物毒性作用的总和。如碳氢化合物在麻醉方面的联合作用即属于此种情况。

（2）相乘作用。相乘作用是指多种毒物联合作用的毒性大大超过各个毒物毒性的总和，又称增毒作用。例如，二氧化硫被单独吸入时，多数引起上呼吸道炎症，如果将二氧化硫混入含锌烟雾气溶胶中，就会使其毒性加大一倍以上。一氧化碳和二氧化硫、一氧化碳和氮氧化物共存时也都会引发相乘作用。

（3）拮抗作用。拮抗作用是指多种毒物联合作用的毒性低于各个毒物毒性的总和，如氨和氯的联合作用即属此类。

此外，生产性毒物与生活性毒物的联合作用也很常见。如嗜酒的人易引起中毒，因为酒精可增加铅、汞、砷、四氯化碳、甲苯、二甲苯、氨基和硝基苯、硝化甘油、氮氧化物以及硝基氯苯等毒物的吸收能力，故接触这类物质的人不宜饮酒。

4. 生产环境和劳动强度与毒性的关系

不同的生产方式影响毒物产生的数量和存在状态，不同的操作方法影响人与毒物的接触机会；生产环境如温度、湿度、气压等的不同也能影响毒物作用。如高温条件可促进毒物的挥发，使空气中毒物的浓度增加；环境中较高的湿度，也会增加某些毒物的毒性，如氯化氢、氟化氢等即属此例；高气压可使溶解于体液中的毒物量增多。

劳动强度对毒物的吸收、分布、排泄均有明显的影响。劳动强度大，则呼吸量也大，能促进皮肤充血，排汗量增多，吸收毒物的速度加快；耗氧量增加，使工人对某些毒物所致的缺氧更加敏感。

5. 个体因素与毒性的关系

在同样条件下接触同样的毒物，往往有些人长期没有中毒症状，而有些人却有，这是由于人体对毒物的耐受性不同所致。

未成年人由于各器官尚处于发育阶段，抵抗力弱，故不应参加有毒作业；妇女在经期、孕期、哺乳期生理功能发生变化，对某些毒物的敏感性增强。如在经期对苯、苯胺的敏感性就会增强，而在孕期、哺乳期参加接触汞、铅的作业，会对胎儿及婴儿的健康产生不利影响。

患有代谢功能障碍、肝脏及肾脏疾病的人解毒功能大大降低，因此较易中毒。如贫血者接触铅，肝脏疾病患者接触四氯化碳、氯乙烯，肾病患者接触砷，有呼吸系统病变的人接触刺激性气体都较易中毒。

总之，接触毒物后能否中毒受多种因素影响，了解这些因素间相互制约、相互联系的规律，有助于控制不利因素，防止中毒事故的发生。

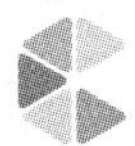

四、职业中毒的特点

职业中毒特别是毒物引起的急性职业中毒，主要呈现以下特点：

1. 事故性与群体性

常因违章操作，管理制度不全，劳动防护措施不力而发生，并且常出现群体中毒，多为突发事件。

2. 复杂性与特异性

化学毒物可通过呼吸道、皮肤或化学烧伤创面进入体内，罹及多种器官、系统。复杂的创伤给治疗造成很大难度，但不同的化学物会影响相对应的靶器官，有它的特异性。

3. 剂量与反应关系密切

一般接触毒物浓度越大，时间越长，中毒越严重。

第二节　有毒物质对人体的危害

毒物对人体的危害不仅取决于毒物的毒性，还取决于毒物的危害程度。毒物的危害程度是指毒物在生产和使用条件下产生损害的可能性，取决于接触方式、接触时间、接触量和防护设备的良好程度等。依据《有毒作业分级》（GB 12331），按照毒物危害程度、有毒作业劳动时间和毒物浓度超标倍数三项指标将有毒作业共分为五级，分别是〇级（安全作业）、一级（轻度危害作业）、二级（中度危害作业）、三级（高度危害作业）和四级（极度危害作业）。

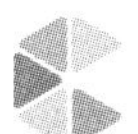

一、毒物进入人体的途径

毒物进入人体的途径有三种，即呼吸道、皮肤和消化道，其中最主要的是呼吸道，其次是皮肤，经过消化道进入人体仅在特殊情况下才会发生。

1. 经呼吸道进入

毒物经呼吸道进入人体是最主要、最危险、最常见的途径。因为凡是呈气态、蒸气态或气溶胶状态的毒物均可伴随呼吸过程进入人体。而且人的呼吸系统从气管到肺泡都具有相当大的吸收能力，尤其肺泡的吸收能力最强，肺泡壁极薄且总面积有 55～120 m^2，其上有丰富的微血管，由肺泡吸收的毒物会随血液循环迅速分布全身。在全部职业中毒者中，大约有 95%是经呼吸道吸入引起的。

生产性毒物进入人体后，被吸收量的大小取决于毒物的水溶性和血/气分配系数。

血/气分配系数是指毒物在血液中的最大浓度与肺泡内气体浓度之比值。毒物的水溶性越大，血/气分配系数越大，被吸收在血液中的毒物也越多，导致中毒的可能性越大。例如，甲醇的血/气分配系数为 1 700，乙醇为 1 300，二硫化碳为 5，乙醚为 15，苯为 6.58。

2. 经皮肤进入

毒物经皮肤进入人体的途径主要有表皮屏障和毛囊，只有少数是通过汗腺导管进入。皮肤本身是人体具有保护作用的屏障，如水溶性物质不能通过无损的皮肤进入人体内，但是当水溶性物质与脂溶性或类脂溶性物质共存时，就有可能通过屏障进入人体。

毒物经皮肤进入人体的数量和速度，除了与毒物的脂溶性、水溶性、浓度和皮肤的接触面积有关外，还与环境中气体的温度、湿度等条件有关，能经过皮肤进入人体的毒物有以下三类：

（1）能溶于脂肪或类脂质的物质。此类物质主要是芳香族的硝基、氨基化合物，金属有机铅化合物以及有机磷化合物等，其次是苯、二甲苯、氯化烃类等物质。

（2）能与皮肤的脂酸根结合的物质。此类物质如汞及汞盐、砷的氧化物及其盐类等。

（3）具有腐蚀性的物质。此类物质如强酸、强碱、酚类及黄磷等。

3. 经消化道进入

毒物经消化道进入人体，主要是由于不遵守卫生制度，或误服毒物，或发生事故时毒物喷入口腔等所致。

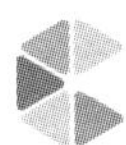

二、毒物在人体内的作用过程

1. 毒物在人体内的分布

毒物经不同途径进入血液循环，随血液流动分布至全身器官。在最初阶段，血流量丰富的器官，毒物含量最高。以后，按不同毒物对各器官的亲和力及对细胞膜的通透能力，毒物又重新分布，使某些毒物在某些器官或组织的含量相对较高。

毒物在血液中常以不同的状态存在：以物理溶解状态存在于血浆中，其中大部分可能以离子状态存在；脂溶性毒物可溶于乳糜粒中或与脂肪酸结合；毒物与血浆蛋白或血浆内的有机酸结合成复合物；毒物吸附于红细胞表面或与红细胞某些成分结合；在红细胞内与血红蛋白结合。

有机毒物多属于非电解质，在体内多呈均匀分布，而无机毒物和各种电解质则分布多不均匀。例如，铅主要集中于骨骼，碘对于甲状腺组织具有特殊的亲和力，而一氧化碳则极易与血红蛋白结合。与一氧化碳结合的血红蛋白就是一氧化碳毒作用于人体组织的部位。

若毒物对其储存的部位无明显危害，则该储存部位被称为储存库。毒物储存库对于急性中毒具有保护作用，因为它可避免毒物在毒作用部位浓度升高。储存库内毒物浓度与血浆内毒物浓度保持相对平衡，当血浆内毒物经生物转化排出时，浓度逐渐降低，此时储存库内的毒物可释放出来。储存库能不断地释放毒物，又成为体内提供毒物的来源，这是引起慢性中毒的重要条件。人体储存库主要有血浆蛋白、骨骼及脂肪等。

（1）血浆蛋白。血浆占人体重4%，占总血液量53%。血浆中的某些蛋白，特别是白蛋白，能与许多物质结合。结合后所形成的复合物是可逆的，结合部分与游离部分保持动态平衡。如果结合于血浆蛋白上的毒物在短期内大量被置换出来，将引起严重的中毒。

（2）骨骼。骨骼对外来离子的吸收和释放，主要发生于骨骼的表面，即在羟基磷灰石结晶的表面。此表面与体液内离子进行交换，并且逐步由晶体表面转移到骨骼的深部，固定在骨组织内。已知在元素周期表内有半数元素可进入骨组织。存在于骨组织内的离子一般对骨无害，但有例外，如氟沉积可引起氟骨症。

（3）脂肪。许多毒物及其脂溶性代谢物均可储存于人体的脂肪组织内。储存的毒物对脂肪本身无影响，但在一定条件下可重新释放，引起慢性中毒。

（4）肝、肾内储存。肝、肾是体内主要的代谢和排泄器官，许多毒物在肝、肾内均有较高的浓度。这可能和肝、肾内的主动运输及细胞内的结合能力有关。例如，锌、镉、汞、铅等都能在肝或肾细胞内与含硫基氨基酸的蛋白结合，所形成的复合物称为金属硫蛋白，它可与多种金属结合，结合后使金属毒性减小。因此，当金属硫蛋白有足够储备量时，对肾有保护作用。

在接触毒物时，由于吸收量超过排泄量，就会出现毒物在体内增多现象，称为蓄积，是引起慢性中毒的物质基础。某些毒物因解毒或排泄较快，故在每次停止接触后不久，在体内就找不到该毒物或其代谢物。但如果多次接触，会造成机体功能损害，并缓慢加重，将出现慢性中毒。所以，曾把积蓄分为物质积蓄和功能积蓄。

2. 毒物的生物转化

进入体内的毒物，有的可直接损害细胞的正常生理和生化功能，而多数毒物在体内需经过转化才能发挥其毒性作用。所以，一种毒物引起的中毒，可因其本身的毒性，也可因其在体内转化成有毒的代谢产物所致。毒物的生物转化又称代谢转化，是指毒物在体内转化形成某些代谢产物，这些产物一般具有较高的极性和水溶性，容易排出体外。

生物转化过程一般分两步进行：第一步包括氧化、还原和水解，三者可以任意组合；第二步为结合。经过第一步作用后，许多毒物水溶性增强，再经过第二步反应，与某些极性强的物质（如葡萄糖醛酸、硫酸等）结合，增强其水溶性和极性，以利排出。

一般而言，生物转化是一个解毒过程，但也有些化合物，经转化后的代谢产物比原来物质毒性更大，称为代谢活化。例如，对硫磷经氧化脱硫后，产生的对氧磷抑制胆碱酯酶的能力比对硫磷大 300 倍；四乙基铅经脱烷基形成三乙基铅才发生毒性作用；硝基苯的还原产物和苯胺的氧化产物都包含有苯基羟胺，它们的毒性比硝基苯和苯胺大得多，是最强的高铁血红蛋白形成剂。

3. 毒物的排出

人体内毒物的排出，有的是以其原形排出，有的则是经过生物转化形成一种或几种代谢产物排出体外，主要排出途径是肾、肝胆、肺，其次是通过汗腺、唾液、乳汁等其他途径排出。

（1）经肾排出。肾是人体内毒物排出的最主要途径，排毒机理有 3 个过程：肾小球过滤、肾小管扩张及肾小管分泌。其中肾小球过滤对毒物的排出最有意义。

肾小球是多孔性的，依靠由血压所形成的静压力将毒物滤出。一般相对分子质量过大的物质或与蛋白分子结合的毒物不能滤出。因此，毒物从肾小球滤出效率主要是取决于相对分子质量的大小，其次是肾小球内的静压力。肾小球滤液内毒物的浓度大致等于血浆中游离毒物的浓度。

毒物从肾小球滤出后可能随尿排出，也可能经肾小管细胞被动吸收。这种重吸收是一种简单的扩散，脂/水分配系数较大的物质易于重吸收，而极性物质及离子难于通过重吸收而随尿排出。

尿液中毒物浓度与血液中的浓度密切相关，测定尿液中毒物或其代谢物的浓度，可间接衡量毒物的吸收或体内负荷。停止接触毒物后，血液中毒物浓度即可降低，尿液测定结果亦随之下降，而实际上在储存库中仍可能含有大量毒物，这种情况下尿液中毒物浓度不能代表体内负荷水平。

（2）经肝胆排出。毒物及其代谢产物主要以主动运输方式经肝脏排入胆囊，随胆汁排出的物质是一些高极性的化合物，与血浆蛋白结合或与葡萄糖醛酸、硫酸等结合的毒物，即使相对分子质量大于 300 也能排出，铅、锰、镉、砷等均主要从肝脏排至胆汁而随粪便排泄。铅可逆浓度梯度运输，当胆汁/血浆的铅浓度比达 150/50 时，仍可排出。

有些毒物随胆汁进入小肠后，部分随粪便排出体外，部分又可重新经小肠黏膜吸收，入血循环进入门脉系统回到肝脏，这种现象称为肠肝循环。

粪便中的毒物可来自肝脏排入胆汁的毒物，也可来自经口吞入或从呼吸道排出再咽下的毒物。例如，体内的铅主要经肝胆排出，但粪铅也来自咽下的痰液和铅污染的食物；粪锰除来自胆汁外，也可来自含锰食物。因此，粪铅和粪锰均不能代表职业接触水平和体内的负荷情况。

（3）经肺排出。经呼吸道吸收的有毒气体以及溶解于血液中的挥发性毒物均可经肺排出，排出的方式是简单的扩散，排出的速度取决于血浆和肺泡气内毒物的浓度梯度。血/气分配系数小的毒物排出较快，降低肺泡气中毒物的浓度可加快毒物的排出。因此，当发生有毒气体或挥发性毒物急性中毒时，应立即将病人移至新鲜空气处，不仅能停止继续吸收毒物，而且有利于排毒。

（4）其他排出途径。毒物可经乳汁排除，这种排出途径对哺乳期的后代有重要影响。毒物也可经唾液腺及汗腺排出，但其量甚微。头发和指甲不是身体的排泄器官，但有些毒物如砷、汞、铅、锰等可富集于此，且与接触量有一定关系。因此已有利用毛发中毒物浓度，作为鉴定人体吸收或接触指标。

总之，毒物通过不同途径排出是一种解毒方式，然而在毒物排出时，有时可对排出人体器官或部位产生毒作用。

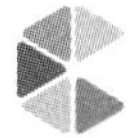

三、毒物对人体的危害

劳动者在生产过程中接触化学毒物所致的疾病状态称为职业中毒。另外，如劳动者接触一定量的化学毒物后，化学毒物或其代谢产物在体内负荷超过正常范围，但劳动者无该毒物引起的临床表现，呈亚临床状态，称毒物的吸收，如铅吸收。

我国职业中毒人数在职业病发生人数中占有相当大的比例，是职业病防治工作的重点。由于化学毒物的毒性、工人接触程度和时间、个体差异等因素，根据发病的快慢，职业中毒可表现为急性、亚急性、慢性和迟发性中毒。

职业中毒临床表现非常复杂，与中毒类型、毒物的靶器官有明确关系。有的毒物因其毒性大，蓄积作用又不明显，在生产中因事故常引起急性中毒，如一氧化碳、硫化氢、氯气和光气等。有些毒物在生产条件下，常表现为慢性中毒，如重金属类毒物。同一毒物，不同中毒类型对人体的损害有时可累及不同的靶器官。以苯为例，急性苯中毒主要影响中枢神经系统，而慢性苯中毒则主要引起造血系统损害。一般来说，职业中毒可累及全身多系统变化，常见易受伤害的人体系统组织如下：

1. 神经系统

引起职业性神经系统损害的常见毒物有金属、类金属及其化合物，窒息性气体，有机溶剂和农药等。慢性轻度中毒早期多表现有神经衰弱症，甚至精神障碍，脱离接触后可逐渐恢复。有些毒物如铅、正己烷等还可引起神经髓鞘、轴索变性，损害运动神经的神经肌肉接点，从而产生感觉和运动神经损害的周围神经病变；一氧化碳、锰等中毒可损伤锥体外系，出现肌张力增高、震颤麻痹等症状，严重中毒时，可引起中毒性脑病和脑水肿。

2. 呼吸系统

呼吸系统是毒物接触的主要部位，引起呼吸系统损害的化学毒物主要为刺激性和窒息性气体，如氯气、光气、氮氧化物、二氧化硫、硫酸二甲酯等。刺激性气体可引起咽炎、喉炎、气管炎、支气管炎等呼吸道病变；严重时，可产生化学性肺炎、化学性肺水肿及成人呼吸窘迫综合征（ARDS）；吸入液态有机溶剂如汽油可引起吸入性肺炎。有些毒物如二异氰酸甲苯酯（TDI）可引发过敏性哮喘，一次大量吸入可致窒息。一些毒物还可引起肺部肿瘤，如砷、铬等。

3. 血液系统

许多毒物对血液系统有毒害作用。例如：铅通过抑制卟啉代谢，影响血红素合成而引起低色素性贫血；砷化氢可产生急性溶血；苯的氨基、硝基化合物及亚硝酸盐，可导致高铁血红蛋白血症；苯和三硝基甲苯抑制骨髓造血功能，可引起白细胞、血小板减少，甚至再生障碍性贫血；一氧化碳经与血红蛋白结合，形成碳氧血红蛋白血症，而引起组织细胞缺氧等。

4. 消化系统

消化系统是毒物吸收、生物转化、排出和肠肝循环再吸收的场所，因此在职业中毒时，消化系统常受侵犯。毒物可引起消化系统各种器官的损害，常见的有：口腔炎，见于汞、酸雾暴露；急性胃肠炎，可见于经口汞盐、三氧化二砷急性中毒；急性或慢性中毒性肝病，如四氯化碳、氯仿、砷化氢、三硝基甲苯中毒等。其中，急性中毒性肝病，由于发病前有明显的毒物接触史，发病潜伏期短、肝病症状和体征较显著，常规肝功能指标都有变化，所以一般诊断并不困难。但慢性中毒性肝病因起病隐匿、进展缓慢、症状缺乏特异性，目前尚无特异敏感的指标，故确诊有一定的难度。有些毒物可引起腹绞痛，如慢性铅中毒急性发作时，也可见于慢性铊中毒，有的还可引起氟斑牙、牙齿酸蚀症、齿龈色素沉着等。

5. 泌尿系统

职业性泌尿系统损害大致可分为 4 种临床类型：急性中毒性肾病、慢性中毒性肾病、中毒性泌尿道损害及泌尿道肿瘤，以前两种类型较多见。引起泌尿道损害的毒物很多，如四氯化碳、砷化氢、铅、汞、镉等，有些毒物如 β-萘胺、联苯胺还可致泌尿系统肿瘤。近年来，尿酶如碱性磷酸酶、γ-谷氨酰转肽酶、N-乙酰-β-D-氨基葡萄糖苷酶等及尿蛋白如金属硫蛋白、β2-微球蛋白等分析，已用作检测肾脏中毒损害的重要指标。

6. 循环系统

许多金属毒物和有机溶剂可直接损害心肌。例如：镍通过影响心肌氧化与能量代谢，引起心功能降低、房室传导阻滞；某些氟烷烃如氟利昂可使心肌应激性增强，诱发心律紊乱，促使室性心动过速或引起心室颤动；亚硝酸盐可致血管扩张，血压下降；二硫化碳与冠状动脉粥样硬化有关，使冠心病发病增加等。

7. 生殖系统

毒物对生殖系统的毒作用涉及对接触者本人及其对子代发育过程的不良影响，即所谓生殖毒性和发育毒性。生殖毒性包括对接触者的生殖器官、有关的内分泌系统、性周期和性行为、生育力、妊娠过程、分娩过程等方面的影响。而发育毒性则指胎儿结构异常、发育迟缓、功能缺陷甚至死亡等。很多生产性毒物对生殖系统有不良影响，如铅对男性可引起睾丸精子数量减少，畸形率增加和活动能力减弱；铅对女性则可引起月经先兆症状发生率增高、月经周期和经期异常、痛经及月经血量改变等。

8. 皮肤

职业性皮肤病占职业病总数的 40%～50%，其致病因素很多，化学因素占 90%以上。化学因素对皮肤的损害，可引起接触性皮炎，如有机溶剂等；光敏性皮炎，如沥青、煤焦油等；职业性痤疮，如矿物油类、卤代芳烃化合物等；皮肤黑变病，如煤焦油、石油等；职业性皮肤溃疡，如铬的化合物、铍盐等；职业性疣赘，如沥青、焦油等；职业性角化过度和皲裂，如脂肪溶剂、碱性物质等；职业性毛发改变，如氯丁二烯可引起暂时脱发。有的化学毒物可引发皮肤肿瘤，如砷、煤焦油等。

9. 其他

毒物可产生多种眼部病变，例如：刺激性化学毒物可引起角膜、结膜刺激性炎症；腐蚀性化合物可使接触部位角膜、结膜坏死、糜烂；三硝基甲苯、二硝基酚可引起白内障；甲醇可引起视神经炎、视网膜水肿、视神经萎缩，甚至失明等。有的毒物还可引起骨骼改变，如氟可引起氟骨症。

第三节　常见的引起职业中毒的化学因素

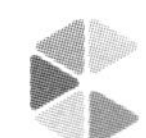

一、金属与类金属

1. 铅

铅在工业生产中应用广泛，其化合物种类很多，在工业生产中接触铅的人数多，因此铅中毒是主要的职业病之一。

（1）理化性质。铅为蓝灰色金属，熔点 327℃，沸点 1 525℃，加热至 400～500℃时可产生大量铅蒸气，时间加权平均容许浓度（PC-TWA）限值：铅烟 0.03 mg/m^3；铅尘 0.05 mg/m^3。

（2）危害。铅及其化合物主要从呼吸道进入人体，其次为消化道，工业生产中以慢性中毒为主。初期铅中毒感觉乏力，肌肉、关节酸痛，继之可出现腹隐痛、神经衰

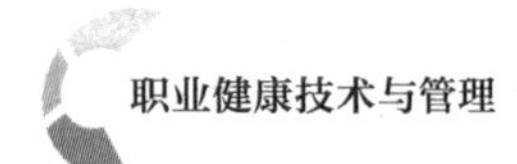

弱等症状，严重者可出现腹绞痛、贫血、肌无力和末梢神经炎，病情涉及神经系统、消化系统、造血系统及内脏。由于铅是蓄积性毒物，中毒后将对人体造成长期影响。

（3）预防措施。应严格控制车间空气中的铅浓度，使之达到国家卫生标准；生产过程中要尽量实现机械化、自动化、密闭化；生产环境及生产设备要采取通风净化措施；注重工艺改革，尽量减少铅物料的使用；生产中要养成良好的卫生习惯，不在车间内吸烟、进食，饭前洗手、班后淋浴，并注意及时更换和清洗工作服。

2. 汞

汞在工业中应用广泛，如食盐电解，塑料、染料、毛皮加工等工业中均有接触汞的生产过程。

（1）理化性质。汞为银白色液态金属，熔点-38.9℃，沸点356.9℃，在常温下即可蒸发。汞液洒落在桌面或地面上会分散成许多小汞珠，可增加蒸发面积。汞蒸气可吸附于墙壁、地面及衣物等形成二次毒源。汞溶于稀硝酸及类脂质，不溶于水及有机溶剂，PC-TWA 限值：金属汞（蒸气）为 0.02 mg/m^3；有机汞化合物为 0.01 mg/m^3。

（2）危害。生产过程中金属汞主要以蒸气状态经呼吸道进入人体，可引起急性和慢性中毒：急性中毒多由于意外事故造成大量汞蒸气散逸引起，发病急，患者有头晕、乏力、发热、口腔炎症及腹痛、腹泻、食欲不振等症状；慢性中毒较为常见，最早会出现神经衰弱综合征，表现为易兴奋、激动、情绪不稳定。震颤为汞毒性的典型症状，严重时发展为粗大意向震颤并波及全身，少数患者出现口腔炎、肾脏及肝脏损害。

（3）预防措施。采用无汞生产工艺，如无汞仪表，食盐电解时采用隔膜电极代替汞电极；注意消除流散汞及吸附汞，以降低车间空气中的汞浓度；患有明显口腔炎，慢性肠道炎，肝、肾、神经症状等疾病者均不宜从事汞作业；其他参见铅的预防措施。

3. 锰及其化合物

锰及其化合物在工业中应用广泛，如电焊作业、干电池、塑料、油漆、染料、合成橡胶、鞣皮生产等工业中均有接触锰的作业过程。

（1）理化性质。锰为浅灰色硬而脆的金属，熔点 1 260℃，沸点 2 097℃，易溶于稀酸，PC-TWA 限值（换算为二氧化锰）为 0.15 mg/m^3。

（2）危害。锰及其化合物的毒性各不相同，化合物中锰的原子价越低毒性越大，生产中主要以锰烟和锰尘的形式经呼吸道进入人体而引起中毒，工业生产中以慢性中毒为主，多因吸入高浓度锰烟和锰尘所致，在锰粉、锰化合物及干电池生产过程中发病率较高。锰及其化合物中毒发病工龄短者半年，长者 10~20 年，轻度及中度中毒者表现为失眠、头痛、记忆力减退、四肢麻木、轻度震颤、易跌倒、举止缓慢、感情淡漠或冲动等，重度中毒者出现四肢僵直、动作缓慢笨拙、语言不清、写字不清、智能下降等症状。

（3）预防措施。必要时可戴防尘口罩，其他参见铅的预防措施。

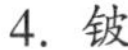

4. 铍

（1）理化性质。铍为银灰色轻金属，熔点 1 284℃，沸点 2 970℃，质轻、坚硬，难溶于水，可溶于硫酸、盐酸和硝酸，PC-TWA 限值为 0.000 5 mg/m^3，短时间接触容许浓度（PC-STEL）限值为 0.001 mg/m^3。

（2）危害。铍及其化合物为高毒物质，可溶性化合物毒性大于难溶性铍化合物，毒性最大者为氟化铍和硫酸铍，主要以粉尘或烟雾的形式经呼吸道进入人体，也可经破损的皮肤进入人体而起局部作用。急性铍中毒很少见，多由于短时间内吸入大量可溶性铍化合物引起，患者 3~6 h 后出现中毒症状，以急性呼吸道化学炎症为主，严重者出现化学性肺水肿和肺炎。慢性铍中毒主要是吸入难溶性铍化合物所致，接触 5~10 年后可发展为铍肺，患者表现为呼吸困难、咳嗽、胸痛，后期可发生肺水肿、肺原性心脏病。铍中毒可引起皮炎，可溶性铍可引起铍溃疡和皮肤肉芽肿。铍及其化合物还可引起黏膜刺激，如眼结膜炎、鼻咽炎等，脱离接触后可恢复。铍及其化合物为确定的人类致癌物。

（3）预防措施。参见铅的预防措施。

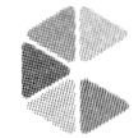

二、刺激性气体

1. 刺激性气体的种类

刺激性气体种类很多，主要包括以下几类。

（1）酸：硫酸、盐酸、硝酸、铬酸等。

（2）成酸氧化物：二氧化硫、三氧化硫、二氧化氮、铬酐等。

（3）成酸氢化物：氯化氢、氟化氢、溴化氢等。

（4）卤族元素：氟、氯、溴、碘等。

（5）无机氯化物：光气、三氯化磷、三氯化硼、三氯化砷、四氯化硅等。

（6）卤烃：溴甲烷、氯化苦等。

（7）酯类：硫酸二甲酯、甲酸甲酯等。

（8）醚类：氯甲基甲醚等。

（9）醛类：甲醛、乙醛、丙烯醛等。

（10）有机氧化物：环氧氯丙烷等。

（11）成碱氢化物：氨等。

（12）强氧化剂：臭氧等。

（13）金属化合物：氧化镉、羰基镍、硒化氢等。

其中最常见的刺激性气体有氯、氨、氮氧化物、光气、氟化氢、二氧化硫及三氧化硫等。

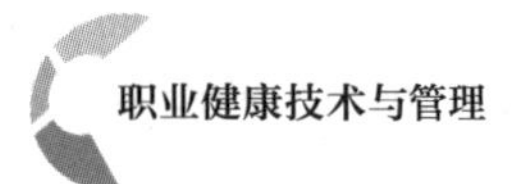

2. 刺激性气体的危害

刺激性气体以局部损害为主，当刺激作用过强时可引起全身反应。刺激性气体的刺激作用的部位常发生在眼部、呼吸道，并可分为急性作用和慢性作用，急性作用会导致眼结膜和上呼吸道炎症、喉头痉挛水肿、化学性气管炎、支气管炎，并伴有流泪、咳嗽、胸闷、胸痛、呼吸困难。接触光气、二氧化氮、氨、氯、臭氧、氧化镉、羰基镍、溴甲烷、氯化苦、硫酸二甲酯、甲醛、丙烯醛等刺激性气体易引起肺水肿。长期接触低浓度刺激性气体可引起慢性作用，常出现慢性结膜炎、鼻炎、支气管炎等炎症，还可伴有神经衰弱综合征及消化道症状。

大部分刺激性气体对呼吸道有明显刺激作用并有特殊臭味，人们闻到后就会避开，因此一般情况下急性中毒很少见，但出现大量泄漏事故时仍可引起急性中毒。

3. 刺激性气体的预防

以预防或消除跑、冒、滴、漏事故为主。

4. 常见刺激性气体及其危害

（1）氯气。工业生产中氯气多由食盐电解而得，主要用于制药、农药、橡胶、塑料、化工、造纸、染料、纺织、冶金等行业。

1）理化性质。氯气为黄绿色具有强烈刺激性气味的气体；可溶于水和碱液，易溶于二硫化碳和四氯化碳等有机溶剂；与空气的相对密度为2.49，其最低肺泡有效浓度（MAC）限值为1 mg/m^3。

2）危害。氯气主要损害上呼吸道及支气管的黏膜，可导致支气管痉挛、支气管炎和支气管周围炎，吸入高浓度氯气时，可作用于肺泡引起肺水肿。

（2）氮氧化物。氮氧化物种类很多，主要包括氧化亚氮、氧化氮、三氧化二氮、二氧化氮、四氧化二氮和五氧化二氮。

在工业生产中引起中毒的多是混合物，但主要是一氧化氮和二氧化氮，一氧化氮又很容易氧化为二氧化氮。二氧化氮的PC-TWA限值为5 mg/m^3。二氧化氮在水中的溶解度低，对眼部和上呼吸道的刺激性小，吸入后对上呼吸道几乎不发生作用。当进入呼吸道深部的细支气管与肺泡时，可与水作用形成硝酸和亚硝酸，对肺组织产生剧烈的刺激和腐蚀作用，形成肺水肿。接触高浓度二氧化氮可损害中枢神经系统。

在工业生产中，制造硝酸，用硝酸清洗金属，制造硝基炸药、硝化纤维、苦味酸等硝基化合物，苯胺染料的重氮化过程，硝基炸药的爆炸，含氮物质及硝酸的燃烧，以上情况均会接触到氮氧化物。氮氧化物急性中毒可引起肺水肿、化学性肺炎和化学性支气管炎，长期接触低浓度氮氧化物除引起慢性咽炎、支气管炎外，还可出现头昏、头痛、无力、失眠等症状。

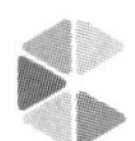

三、窒息性气体

窒息性气体分为三类：第一类为单纯窒息性气体，其本身毒性很小或无毒，但由于它们的大量存在而降低了氧含量，人因为呼吸不到足够的氧而使机体窒息，属于这类的窒息气体的有氮气、氩气、氖气、甲烷、乙烷等；第二类为血液窒息性气体，这类气体主要对血液的血红蛋白发生作用，阻碍血液携带氧的功能及在组织细胞中释放氧的能力，使组织得不到足够的氧而发生机体窒息，一氧化碳即属此类物质；第三类为细胞窒息性气体，这类气体主要因其毒作用而妨碍细胞利用氧的能力，从而造成组织细胞缺氧而产生所谓“内窒息”，硫化氢、氰化氢气体即属此类物质。

1. 一氧化碳

一氧化碳是工业生产中最常见的有毒气体之一，在化工、炼钢、炼铁焦、采矿爆破、铸造、锻造、炉窑、煤气发生炉等作业过程中均可接触。

（1）理化性质。一氧化碳为无味、无色、无臭的气体，与空气的相对密度为0.967，可溶于氨水、乙醇、苯和醋酸，爆炸极限12.5%~74.2%。在非高原，一氧化碳PC-TWA限值为20 mg/m^3，PC-STEL限值为30 mg/m^3；在海拔2 000~3 000 m高原，其MAC值为20 mg/m^3；在3 000 m以上高原，其MAC值为15 mg/m^3。

（2）危害。一氧化碳主要经呼吸道进入人体，与血液中血红蛋白的结合能力极强，空气中一氧化碳体积含量约为700×10^{-6}（700 ppm）时，将会使接触者血液携带氧的能力下降一半，可见其毒性之剧。在工业生产中一氧化碳主要造成急性中毒，按严重程度可分为轻度、中度和重度3个等级：轻度中毒者表现为头痛、头晕、心悸、恶心、呕吐、四肢无力等症状，脱离中毒环境几小时症状消失；中度中毒者除上述症状外，会出现面色潮红，黏膜呈樱桃红色，全身疲软无力，步态不稳，意识模糊甚至昏迷，若抢救及时，数日内可恢复；重度中毒者往往是因为中度中毒患者继续吸入一氧化碳而引起，此时可在前述症状后发展为昏迷。此外，在短期内大量吸入一氧化碳也可造成重度中毒，这时患者无任何不适感就很快丧失意识而昏迷，有的甚至立即死亡。重度中毒者昏迷程度较深，持续时间可长达数小时，且可并发休克、脑水肿、呼吸衰竭、心肌损害、肺水肿、高热、惊厥等症状，治愈后常有后遗症。

（3）预防措施。凡产生一氧化碳的设备应严格执行检修制度，以防泄漏；凡有一氧化碳存在的车间应加强通风，并安装报警仪器；处理事故或进入一氧化碳高浓度场所应佩戴呼吸防护器；正常生产过程中应及时测定一氧化碳浓度，并严格控制操作时间。

2. 氰化氢

在氰化氢的生产制备、制药、化纤、合成橡胶、有机玻璃料、电镀、冶金、炼焦

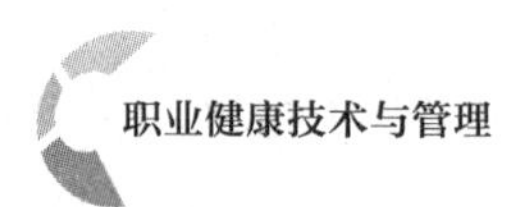

等工业中均有接触氰化氢的生产过程。

（1）理化性质。氰化氢为无色液体或气体，沸点26℃，液体易蒸发为带有杏仁气味的蒸气，其蒸气与空气的相对密度为0.94，可与乙醇、苯、甲苯、乙醚、甘油、氯仿、二氯乙烷等物质互溶。氰化氢水溶液呈弱酸性，称为氢氰酸。氰化氢气体与空气混合可燃烧，爆炸极限为6%~40%，其MAC限值为1.0 mg/m^3。氰化氢气体或其盐类粉尘主要经呼吸道进入人体，浓度高时也可经皮肤吸收。

（2）危害。氰化氢气体进入人体后，可迅速作用于全身各组织细胞，抑制细胞内呼吸酶的功能，使细胞不能利用氧气而造成全身缺氧窒息，并称之为“细胞窒息”。

氰化氢毒性剧烈，很低浓度吸入时就可引起全身不适，严重者可死亡。在短时间吸入高浓度的氰化氢气体可使人立即停止呼吸而死亡，并称之为“电击型”死亡，生产中此种情况少见。若氰化氢浓度较低，中毒病情发展稍缓慢，可分为4个阶段：前驱期，先出现眼部及上呼吸道黏膜刺激症状，如流泪、流涎、口中有苦杏仁味，继而出现恶心、呕吐、震颤等症状；呼吸困难期，表现为呼吸困难加剧，视力及听力下降，并有恐怖感；痉挛期，意识丧失，出现强直性、阵发性痉挛，大小便失禁，皮肤黏膜呈鲜红色；麻痹期，为中毒的终末状态，全身痉挛停止，患者深度昏迷，反射消失，呼吸、心跳可随时停止。上述4个阶段只是表示中毒者病情的延续过程，在时间上很难划分，如重症病人可很快出现痉挛以致立即死亡。

关于氰化氢能否引起慢性中毒尚有争议，但长期接触可对人体造成影响，出现慢性刺激症状、神经衰弱、植物性神经功能紊乱、甲状腺肿大及运动功能障碍。

（3）预防措施。生产中尽量使用无毒、低毒的工艺，如无氰电镀；在金属热处理、电镀等有氰化氢逸出的生产过程中应加强通风措施，接触氰化氢的工人应加强个人防护并注意个人卫生习惯。

（4）其他含氰化合物。氰化氢的主要毒作用是它在人体内分解出的氰基（—CN）所造成的，因此凡在人体内释放出氰基的化合物均具有这种毒作用。在生产中经常要用到的含氰化合物有氰化钠、氰化钾、氢氰酸、丙烯腈、丙酮腈醇、乙腈等，使用这些物品时均应注意防止中毒。

3. 硫化氢

硫化氢用于生产噻吩、硫醇等物质，此外在工业上很少直接应用，通常为生产过程中产生的废气。在石油开采和炼制、有机磷农药的生产、橡胶、人造丝、制革、精制盐酸或硫酸等工业中均会产生硫化氢。含硫有机物腐败发酵亦可产生硫化氢，如制糖及造纸业的原料浸渍、腌制咸菜、处理腐败鱼肉及蛋类食品等过程，因此在进入与上述有关的池、窑、沟或地下室等处时要注意对硫化氢的防护。

（1）理化性质。硫化氢为具有腐蛋臭味的可燃气体，易溶于水产生氢硫酸，易溶于醇类物质、甘油、石油溶剂和原油中，能和大部分金属发生化学反应而具有腐蚀性，爆炸极限为4.3%~45.5%，其MAC限值为10 mg/m^3。

（2）危害。硫化氢是毒性比较剧烈的窒息性毒物，工业生产中主要经呼吸道进入人体。硫化氢气体兼具刺激作用和窒息作用，浓度低时，主要表现为刺激作用，可引起结膜炎、角膜炎甚至角膜溃疡等，严重者可引起肺炎及肺水肿，皮肤潮湿多汗时刺激作用更明显。其刺激作用还表现为具有恶臭气味，浓度微小时即可嗅出，浓度高则气味强，当浓度达到一定数值时，可使人的嗅觉神经末梢麻痹，臭味反而闻不出来，此时对人的危害更大。硫化氢对人体细胞产生的窒息作用与氰化氢相似。此外，硫化氢对神经系统具有特殊的毒性作用，患者可在数秒钟内停止呼吸而死亡，被称为“闪电型死亡”，其作用甚至比氰化氢还要迅速。

长期接触低浓度硫化氢可造成慢性影响，除引起慢性结膜炎、角膜炎、鼻炎、气管炎等炎症外，还可造成神经衰弱症候群及植物性神经功能紊乱。

（3）预防措施。凡产生硫化氢气体的生产过程和环境应加强通风；凡进入可能产生硫化氢的地点均应先进行通风及检测，并应正确使用呼吸防护器，作业时应有人进行监护。

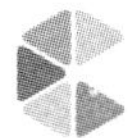

四、有机溶剂

1. 苯

苯在工农业生产中使用广泛，如化工中的香料、合成纤维、合成橡胶、合成洗涤剂、合成染料、酚、氯苯、硝基苯的生产以及使用溶剂和稀释剂如喷漆、制鞋、绝缘材料等行业中均有接触苯的生产过程。

（1）理化性质。苯是一种有特殊香味无色透明的液体，沸点80.1℃，闪点-15~10℃；爆炸极限为1.3%~9.5%，易蒸发，溶于水，易溶于乙醚、乙醇、丙酮等有机溶剂。苯蒸气与空气的相对密度为2.8，PC-TWA限值为6 mg/m^3，PC-STEL限值为10 mg/m^3。煤焦油分馏或石油裂解均可产生苯。

（2）危害。生产过程中的苯主要经过呼吸道进入人体，经皮肤仅能进入少量，可造成急性中毒和慢性中毒。急性苯中毒是由于短时间内吸入大量苯蒸气引起，主要表现为中枢神经系统的症状，初期有黏膜刺激，随后可出现兴奋或酒醉状态以及头痛、头晕等现象。重症者除上述症状外还可出现昏迷、谵妄、阵发性或强直性抽搐、呼吸浅表、血压下降，严重时可因呼吸和循环衰竭而死亡。慢性苯中毒主要损害神经系统和造血系统，症状为神经衰弱综合征，有头晕、头痛、记忆力减退、失眠等，苯在造血系统引起的典型症状为白血病和再生障碍性贫血。苯被确定为人类致癌物。

（3）预防措施。苯中毒的防治应采取综合措施。有些生产过程可用无毒或低毒的物料代替苯，如使用无苯稀料、无苯溶剂、无苯胶等；在使用苯的场所应注意加强通风净化措施；必要时可使用防苯口罩等防护用品；手接触苯时应注意皮肤防护。

2. 甲苯

甲苯被大量用来代替苯作为溶剂和稀释剂，工业上用来制造药品、苯甲酸、合成涤纶以及作为航空汽油添加剂。

（1）理化性质。甲苯为无色具有芳香气味的液体，沸点 100.6℃，不溶于水，溶于酒精、乙醚等有机溶剂；闪点 6~30℃，爆炸极限为 1%~7.6%。甲苯蒸气与空气的相对密度为 3.9，PC-TWA 限值为 50 mg/m^3。

（2）危害。甲苯毒性较低，属低毒类。工业生产中甲苯主要以蒸气态经呼吸道进入人体，皮肤吸收很少。甲苯急性中毒表现为中枢神经系统的麻醉作用和植物性神经功能紊乱症状，眩晕、无力、酒醉状，血压偏低、咳嗽、流泪，重者有恶心、呕吐、幻觉甚至神志不清。慢性中毒主要因长期吸入较高浓度的甲苯蒸气所引起，可出现头晕、头痛、无力、失眠、记忆力减退等现象。

（3）预防措施。参见苯的预防措施。

3. 二甲苯

工业应用同甲苯。

（1）理化性质。二甲苯沸点 138.2~144.4℃，不溶于水，溶于酒精、乙醚等有机溶剂，闪点 29℃，爆炸极限为 1%~7.6%。二甲苯蒸气与空气的相对密度为 3.7。二甲苯有 3 种异构体，且理化性质相似，PC-TWA 限值为 50 mg/m^3。

（2）危害。同甲苯。

（3）预防措施。参见苯的预防措施。

4. 汽油

汽油主要用作交通运输工具的燃料，橡胶、油漆、燃料、印刷、制药、黏合剂等工业中用汽油作为溶剂，在衣物的干洗及机器零件的清洗中作为去油剂。在石油炼制、汽油的运输及储存作业过程中均可接触到汽油。

（1）理化性质。汽油为无色或浅黄色具有特殊臭味的液体，易挥发、易燃易爆，闪点 30℃，爆炸极限为 1%~6%。汽油蒸气与空气的相对密度为 3~3.5，易溶于苯、醇等有机溶剂，难溶于水。

（2）危害。汽油主要以蒸气形式经呼吸道进入人体，经皮肤吸收很少见。当汽油中不饱和烃、芳香烃、硫化物等含量增多时，毒性增大。汽油可引起急性中毒和慢性中毒：急性中毒症状较轻时可有头晕、头痛、肢体震颤、精神恍惚、流泪等症状，严重者可出现昏迷、抽搐、肌肉痉挛、眼球震颤等症状，高浓度时可发生“闪电样”死

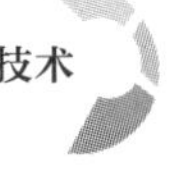

亡。当用口吸入汽油而进入肺部时可导致吸入性肺炎。慢性中毒可引起如倦怠、头痛、头晕、步态不稳、肌肉震颤、手足麻木等症状，也可引起消化道、血液系统的病症。

（3）预防措施。应采用无毒或低毒的物质代替汽油作溶剂；给汽车加油时应使用抽油器；工作场所应注意通风。

5. 二硫化碳

二硫化碳用于人造纤维、玻璃纸及四氯化碳的生产过程，也常被用作橡胶、脂肪等的溶剂。

（1）理化性质。二硫化碳纯品为易挥发无色液体，工业品呈黄色，有臭味，沸点46.3℃，易燃易爆，爆炸极限为1%~50%，自燃点100℃，几乎不溶于水，溶于强碱，能与乙醚、苯、氯仿、油脂等混溶，腐蚀性强。二硫化碳蒸气与空气的相对密度为2.6，PC-TWA限值为5 mg/m^3。二硫化碳系煤焦油的分馏产物。

（2）危害。二硫化碳主要经呼吸道进入人体，可引起急性和慢性中毒，主要对神经系统造成损害：急性中毒主要由事故引起，轻者表现为酒醉状、头晕、头痛、眩晕、步态蹒跚，重者呈现兴奋状态，后出现谵妄、意识丧失、瞳孔反射消失，甚至死亡；慢性中毒除出现上述较轻症状外，还会出现四肢麻木、步态不稳，并可对心血管系统、眼部、消化道系统产生损害。

（3）预防措施。黏胶纤维生产中使用二硫化碳较多，应采取通风净化措施；在检修设备、处理事故时应戴防毒面具。

6. 四氯化碳

四氯化碳在工业中用于制造二氯二氟甲烷和三氯甲烷，也可用作油漆、脂肪、橡胶、硫黄、树脂的溶剂，在香料制造、电子零件脱脂、纤维脱脂等生产过程中也可接触到四氯化碳。

（1）理化性质。四氯化碳为无色、透明、易挥发、有微甜味的油状液体，熔点-22.9℃，沸点76.7℃，不易燃，遇火或热的表面可分解为二氧化碳、氯化氢、光气和氯气，微溶于水，易溶于有机溶剂。PC-TWA限值为15 mg/m^3。

（2）危害。四氯化碳蒸气主要经呼吸道进入人体，液体和蒸气均可经皮肤吸收，可引起急性和慢性中毒。乙醇可促进四氯化碳的吸收，故饮酒可以加重中毒症状。吸入高浓度四氯化碳蒸气可引起急性中毒，可迅速出现昏迷、抽搐，严重者可突然死亡。接触较高浓度四氯化碳蒸气可引起眼、鼻、呼吸道刺激症状，也可损害肝、肾、神经系统。长期接触中等浓度的四氯化碳可有头昏、眩晕、疲乏无力、失眠、记忆力减退等症状，少数患者可引起肝硬变、视野减小、视力减退等，皮肤长期接触可引起干燥、脱屑、皲裂。四氯化碳为可疑的人类致癌物。

（3）预防措施。生产设备应加强密闭通风；避免四氯化碳与火焰接触；接触较高浓度四氯化碳时应戴供氧式或过滤式呼吸器，操作中应穿工作服，戴手套；接触四氯化碳的工人不宜饮酒。

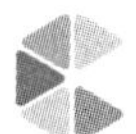 五、高分子化合物

高分子聚合物又称高聚物或聚合物，包括塑料、合成纤维、合成橡胶三大合成产品及黏合剂、离子交换树脂等。聚合物分子量高达几千甚至几百万，但化学组成简单，都是由一种或几种单体经聚合或缩聚而成。高分子聚合物的生产过程包括生产基本化工原料、合成单体、单体的聚合以及聚合物的加工 4 个部分，在前三部分的生产过程中工人可接触较多的毒物，生产中使用的单体多为不饱和烯烃、芳香烃及其卤代化合物、氰类、二醇和二胺类化合物，这些物质多数对人体有不良影响。此外，生产中使用的助剂种类很多，如催化剂、引发剂、调聚剂、凝聚剂、增塑剂、稳定剂、固化剂、发泡剂、填充剂等，这些助剂很容易从聚合物内移至表面而对人体产生不良影响。一般而言，高分子聚合物的毒性主要取决于所含游离单体的量和助剂品种，而高分子聚合物本身往往毒性较低。应注意的是，高分子聚合物燃烧分解时可产生一氧化碳，含氮和卤素的聚合物可释放出高毒的氯化氢、光气和卤代烃等。

1. 氯乙烯

氯乙烯主要用于制造聚氯乙烯单体，也可作为化学中间体及溶剂，还可与丙烯腈等制成共聚物用于合成纤维的生产，在离心、干燥、清洗及聚合釜的检查、清理工作中，工人可接触较多的氯乙烯单体。

（1）理化性质。氯乙烯常温常压下为无色易燃气体，自燃点 472℃，爆炸极限为 4%~22%，与空气的相对密度为 2.16，微溶于水，溶于乙醇、乙醚及四氯化碳，PC-TWA 限值为 10 mg/m^3。

（2）危害。氯乙烯主要经呼吸道进入体内，当吸入高浓度氯乙烯时可引起急性中毒，中毒较轻者出现眩晕、头痛、恶心、嗜睡等症状，严重中毒者神志不清甚至死亡。长期接触低浓度氯乙烯可造成慢性影响，严重者可出现肝脏病变和手指骨骼病变。

氯乙烯单体已被证实有致癌作用，其他与氯乙烯化学结构类似的物质如苯乙烯、丙烯腈、2-氯丁二烯等也应参照氯乙烯的要求加强预防措施。

（3）预防措施。生产环境及设备应采取通风净化措施，设备、管道要密闭以防止氯乙烯逸出，注意防火防爆；聚合釜出料、清釜时要加强防护措施，清釜工更应注重清釜的技术和个人防护技术，防止造成急性中毒。

2. 丙烯腈

丙烯腈是有机合成工业的重要单体，用于合成纤维、树脂、塑料和丁腈橡胶的制造。

（1）理化性质。丙烯腈为无色、易燃、易挥发的液体，有杏仁气味，沸点 77.3℃，

爆炸极限为3%～17%，闪点-5℃，自燃点481℃，溶于水，可与醇类及乙醚混溶，PC-TWA限值为1 mg/m^3，PC-STEL限值为2 mg/m^3。

（2）危害。在丙烯腈的生产过程中，氰化氢以原料或副产品存在，本品易引起火灾，在光和热的作用下，能自发聚合而引起密闭设备爆炸，发生火灾和爆炸时可产生致死性烟雾和蒸气（如氨和氰化氢）而使危害加剧。

丙烯腈主要经呼吸道进入人体，也可经皮肤吸收。丙烯腈可对人产生窒息和刺激作用，急性中毒的症状与氢氰酸中毒相似，出现四肢无力、呼吸困难、腹部不适、恶心、呼吸不规则，以致虚脱死亡。丙烯腈能否引起慢性中毒目前尚无定论。丙烯腈为可疑的人类致癌物。

（3）预防措施。生产场所应采取防火措施，设备应密闭通风，并注意正确使用呼吸防护器；生产中应注意皮肤防护，要配备必要的中毒急救设备和人员。

3. 氯丁二烯

氯丁二烯主要用于制造氯丁橡胶。在聚合氯丁橡胶及后处理过程，聚合釜的加料、清釜时，会逸出高浓度氯丁二烯蒸气。

（1）理化性质。氯丁二烯为无色、易挥发液体，沸点59.4℃，微溶于水，可溶于乙醇、乙醚、酮、苯和有机溶剂，闪点-20℃，爆炸极限为1.926%～20%，PC-TWA限值为4 mg/m^3。

（2）危害。氯丁二烯属中等毒性，可经呼吸道和皮肤进入人体。接触高浓度氯丁二烯可引起急性中毒，常发生于操作事故或设备事故中，一般出现眼、鼻、上呼吸道刺激征，严重者出现步态不稳、震颤、血压下降，甚至意识丧失。氯丁二烯的慢性影响表现为毛发脱落、头晕、头痛等症状。

（3）预防措施。氯丁二烯毒作用明显，生产设备应密闭通风。清洗检修聚合釜时应先用水冲洗，然后注入氮气，并充分通风后才可进入。生产中应注意个人卫生，不要徒手接触毒物，注意戴、用防护用品。

4. 含氟塑料

含氟塑料是一种新型材料，其综合性能好，被人们广泛应用，如聚四氟乙烯就是性能良好的电绝缘材料，具有耐酸碱、耐热、耐磨的特点，广泛应用于化工、电子、航天等领域，在医学上用于制作人造血管。

（1）危害。在含氟塑料的单体制备及聚合物的加热成形过程中均可接触多种有毒气体，包括六氟丙烯、氟乙烯、四氟乙烯、八氟异丁烯、氟光气、氟化氢等十余种，以八氟异丁烯毒性最剧烈，在单体制备中产生的“裂解气”可引起呼吸道症状，轻者出现刺激作用，重者出现化学性肺炎和肺水肿，严重者可导致呼吸功能衰竭而死亡，聚合物加热过程中可产生“热解尘”，可造成聚合物烟雾热，导致全身不适、上呼吸

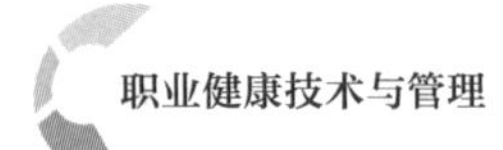

道刺激及发热、畏寒等综合症状，严重者可有肺部损害。

（2）预防。加强设备检修，防止跑、冒、滴、漏；裂解残液应予通风净化；聚合物热加工过程中要严格控制温度，不要超过400℃（聚合物加热至400℃以上时会产生氟化氢、氟光气等有毒气体，加热至440℃以上时会产生四氟乙烯、六氟丙烯等有毒气体，加热至480～500℃以上时八氟异丁烯的浓度急剧上升）；烧结炉应与操作点隔离并加设排风净化装置。操作者不应在作业环境内吸烟。

第四节　职业中毒工程防护

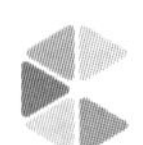

一、基本要求

1. 总平面布局

产生有毒有害气体的工业企业应布置在当地夏季最小频率风向的上风侧且地势开阔、通风条件良好的地段；生产过程中可能产生有毒有害气体的车间应设在整个厂区全年夏季最小频率风向的上风侧；严重产生有毒有害气体且目前尚无有效控制技术的工作场所，应远离居住区；单跨度厂房如有产生有毒有害气体的车间，应与其他建筑物隔离；厂区道路布置应符合国家现行防火规范；厂区尽端式道路应有足够的消防车回转场地；产生有毒有害气体的作业场所内应留有足够宽度的通道，宽度应不小于1.2 m。

2. 工作场所设备布置

毒物易逸散的工业作业，应设单间，可能发生剧毒物质泄漏的设备应有隔离措施。放散不同有害物质的设备布置在同一建筑物内时，毒性大的与毒性小的应隔开。如布置在多层建筑物内时，散发有害气体的生产过程应布置在建筑物的上层，如必须布置在下层时，应采取有效源头控制措施，防止污染上层空气。

3. 建筑设计卫生要求

产生剧毒物质的车间，其墙壁、顶棚和地面等内部结构的表面，应采用不吸收、吸附毒物的材料，必要时加设保护层，以便清洗。车间内应有冲洗地面和墙壁的设施，车间地面应平整、光滑，易于清扫；经常有积液的地面应不透水，应有坡向排水系统，其废水应纳入工业废水处理系统。为了保证车间内良好的通风和自然换气，产生有毒有害气体的工作场所不宜过于狭窄。如为厂房，其高度不低于3.2 m，人均面积不少于4.5 m^2，人均占有体积不小于15 m^3为宜。

产生有害气体的车间最好设计成多层建筑，底层布置抽气管道、过滤器及通风设备等，以及泵房、排水储槽及化学品库等。

4. 卫生管理

工作场所职业中毒防护所采用的各类设备和材料必须是相关质量监督部门认可的产品。职业中毒卫生防护工程设计与施工单位必须具备相应资质，禁止不具备资质的单位和个人承揽此类工程设计与施工。对易发生跑、冒、滴、漏的生产设备要加强维修和管理，各种防毒设备必须建立必要的操作规程和规章制度，特殊有毒作业应制定适宜的劳动制度与劳动组织形式。

应定期对作业场所空气中毒物浓度进行监测，超标时要采取措施，将其控制在国家职业卫生标准接触限值以下。对从业人员应实行上岗前健康体检，排除有职业禁忌证者参加接触毒物的作业，坚持定期体检和离岗体检，做到患病早治疗。凡产生一氧化碳的工业作业场所，应经常测定空气中一氧化碳的浓度，并安装一氧化碳警报器，生产过程要加强密闭、通风，对管道、阀门、设备应注意检修，防止漏气。

对于每个化学过滤式防毒面具或供氧（空气）呼吸防护器应配备专用记录卡，以便记明药罐（盒）或供气瓶的最后检查和更换日期，以及已用过的次数等。药罐在不用时应将通路封塞，以防失效。应定期检查防护用品是否损坏，以便及时更换，防止失效。

面具和口罩应定期清洗、消毒，特别是公用的应在每次使用后立即进行，呼吸防护器应放置在阴凉干燥处。用于紧急救灾的呼吸防护器应定期严格检查并妥善存放在邻近可能发生事故的地点，方便取用。

化学毒物测定应使用适宜的专用监测仪器，当测定结果超过标准时，则应及时采取必要措施，对排放量大或对人体毒害严重的物质应按《工作场所有害物质职业接触限值　化学有害因素》（GBZ 2.1）中有关要求进行检测。

在有毒工作场所的醒目位置应张贴警示标志和职业卫生作业守则，同时应有专门部门给予经常性的监督检查。化学毒物应以易于为劳动者理解的方式另外加贴标签，以便提供关于其分类、危害以及应采用预防措施的基本资料。对于有害化学品，应向用人单位提供该化学品安全使用说明书，其中列明关于其特性、供货人、分类、危害、预防措施、紧急程序、求救方式和联系电话等基本资料。在作业场所贮存有毒物质的容器，都应贴上醒目的标签，以示该物质名称及危险性。如果能从供应或生产者处获得该物质的材料安全数据单，应在该作业场所存放一份复印件以便工人查看。输送有毒物质的管道系统、设备、阀门、安全设施、泵及其他固定设备均应贴上标签或注明记号以识别所输送的有毒物质。

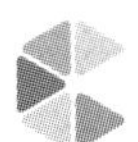

二、防毒设备及措施

1. 防毒设备

生产过程的密闭化、自动化是解决毒物危害的根本途径。采用无毒、低毒物质代替有毒或高毒物质是从根本上解决毒物危害的首选办法。常用的生产性毒物控制措施如下：

（1）密闭—通风排毒系统。该系统由密闭罩、通风管、净化装置和通风机构成。采用该系统必须注意：

1）整个系统必须注意防火、防爆等安全问题。

2）正确选择气体的净化和回收利用方法，防止二次污染，防止环境污染。

（2）局部排气罩。就地密闭，就地排出，就地净化，是通风防毒工程的一个重要的技术准则。排气罩就是实施毒源控制，防止毒物扩散的具体技术装置。局部排气罩按其构造分为3种：

1）密闭罩。在工艺条件允许的情况下，尽可能将毒源密闭起来，然后通过通风管将含毒空气吸出，送往净化装置，净化后排放大气。

2）开口罩。在生产工艺操作不可能采取密闭罩排气时，可按生产设备和操作的特点，设计开口罩排气。按结构形式，开口罩分为上吸罩、侧吸罩和下吸罩。

3）通风橱。通风橱是密闭罩与侧吸罩相结合的一种特殊排气罩。可以将产生有害物的操作和设备完全放在通风橱内，通风橱上设有开启的操作小门，以便于操作。为防止通风橱内机械设备的扰动、化学反应或热源的热压、室内横向气流的干扰等原因而引起的有害物逸出，必须对通风橱实行排气，使橱内形成负压状态，以防止有害物逸出。

（3）排出气体的净化。根据输送介质特性和生产工业的无害化排放，是通风防毒工程必须遵守的重要准则，工艺的不同，可采用不同的有害气体净化方法。有害气体净化方法大致分为洗涤法、吸附法、袋滤法、静电法、燃烧法和高空排放法。确定净化方案的原则是：

1）设计前必须确定有害物质的成分、含量和毒性等理化指标。

2）确定有害物质的净化目标和综合利用方向，应符合卫生标准和环境保护标准的规定。

3）净化设备的工艺特性必须与有害介质的特性相一致。

4）落实防火、防爆的特殊要求。

（4）气体净化方法

1）洗涤法。洗涤法也称吸收法，是通过适当比例的液体吸收剂处理气体混合物，完成沉降、降温、聚凝、洗净、中和、吸收和脱水等物理化学反应，以实现气体的净化。洗涤法是一种常用的净化方法，在工业上已经得到广泛的应用，适用于净化CO、SO_2、NO_2、HF、SiF_4、HCl、Cl_2、NH_2、Hg蒸气、酸雾、沥青烟及有机蒸气等有害因素，如冶金行业的焦炉煤气、高炉煤气、转炉煤气、发生炉煤气净化，化工行业的工业气体净化，机电行业的苯及其衍生物等有机蒸气净化，电力行业的烟气脱硫净化等。

2）吸附法。吸附法是使有害气体与多孔性固体（吸附剂）接触，使有害物（吸附质）黏附在固体表面上（物理吸附）。当吸附质在气相中的浓度低于吸附剂上的吸附质平衡浓度时，或者有更容易被吸附的物质达到吸附表面时，原来的吸附质会从吸附剂表面上脱离而进入气相，实现有害气体的吸附分离。吸附剂达到饱和吸附状态时，可以解吸、再生、重新使用。吸附法多用于低浓度有害气体的净化，并实现其回收与利用，如机械、仪表、轻工和化工等行业，对苯类、醇类、酯类和酮类等有机蒸气的气体净化与回收工程，都已广泛应用，吸附效率可达90%~95%。

3）袋滤法。袋滤法是粉尘通过过滤介质受阻，而将固体颗粒物分离出来的方法。在袋滤器内，粉尘将经过沉降、聚凝、过滤和清灰等物理过程，实现无害化排放。袋滤法是一种高效净化方法，主要适用工业气体的除尘净化，如以金属氧化物为代表的烟气净化。该方法还可以用作气体净化的前处理及物料回收装置。

4）静电法。静电法是指粉尘粒子在电场作用下，带荷电后，粒子向沉淀极移动，带电粒子碰到集尘极即释放电子而呈中性状态附着于集尘板上，从而被捕捉下来，完成气体净化的方法。静电法分为干式净化工艺和湿式净化工艺，按其构造形式又可分为卧式和立式。以静电除尘器为代表的静电法气体净化设备清灰方法，在供电设备清灰和粉尘回收等方面应用较多。

5）燃烧法。燃烧法是将有害气体中的可燃成分与氧结合，进行燃烧，使其转化为二氧化碳和水，达到气体净化与无害物排放的方法。燃烧法适用于有害气体中含有可燃成分的条件，其中直接燃烧法是在一般方法难以处理，且危害性极大，必须采取燃烧处理时采用，如净化沥青烟、炼油厂尾气等；催化燃烧法主要用于净化机电、轻工行业产生的苯、醇、酯、醚、醛、酮、烷和酚类等有机蒸气。

2. 防毒措施

（1）一般规定。产生有毒有害气体的作业，均应积极创造条件采用新工艺，以无毒、低毒的物料，代替有毒和高毒的物料，采取无毒害或毒害较小的工艺流程。应将散发有毒物质的工艺过程与其他无毒的工艺过程隔开。

散发有毒有害物质的作业场所，应用密闭的方法防止毒物逸散，在密闭不严或不能密闭之处，应安装通风排毒设施维持负压操作，并将逸散的毒物排出。作业场所采用通风排毒设备时，应同时设计净化、回收设备，综合利用资源，使毒物排放达到国家或地方排放标准的要求。

对生产中所使用的含有有毒有害物质的原料、产品，要做到严密包装，用具、器材、容器应坚固，符合运输安全要求，防止在运输中破损、外逸或扩散。产生有毒有害气体的工业作业场所应与其他作业场所相隔离，并设置一定的卫生防护距离。当有毒有害气体的浓度可能突然增高，或空气中含有两种或两种以上有害物质能对人体具有叠加或增强作用时，不得采用循环空气作空气调节或热风采暖。

工作场所存在两种或两种以上毒物，混合后具有协同作用时，应隔开进行生产，分别单独设置排风系统，不得将两者的排风系统联在一起，通过车间的排风管道必须保持负压。采取集中空调系统的车间，其换气量除满足稀释有毒有害气体需要量，保持冷、热调节外，系统的新风量应不低于30 m^3/h·人。可能突然逸出大量有害物质或易造成急性中毒或易燃易爆的化学物质的作业场所，换气次数应不少于12次/h。防毒系统中所用材料的材质应无毒无害、防老化，并不应在光、热效应下产生二次污染。

（2）毒物源控制。密闭毒物发生源，应合理采用局部排风设施就地排出毒物，防止毒物的逸出和扩散。在生产规模较大或有剧毒化学物质的作业场所应设置供发生紧急情况时使用的排气系统。

产生有毒物质的工作场所，有毒有害物质发生源布置在同一建筑物内时，应将毒性大的与毒性小的隔开。有毒有害物质发生源应布置在工作地点的机械通风或自然通风的下风侧。如布置在多层建筑物内时，有毒有害物质发生源应布置在建筑物的上层，必须布置在下层时，应采取有效措施防止污染上层空气。有低浓度有毒有害气体散发，且其散发点较分散的情况下，宜采用全面通风换气使工作场所空气中有毒有害气体、蒸气达到职业接触限值要求。全面通风换气量应按各种有毒气体分别稀释至职业接触限值所需要的空气量的总和计算。

排毒罩口与有害气体或蒸气的发生源之间的距离应尽量靠近并加设围栏，尽量靠近毒物发生源。排毒罩口的形状和大小应与毒物发生源的逸散区域和范围相适应，应迎着毒物气流的方向，进风口与排风口位置必须保持一定的距离，防止排出的污染物又被吸入室内。应尽量采用仅一面可开启的密闭排毒柜，对于有热压的有害气体可以采用局部自然排风设施，排出浓度应符合排放标准。

有毒气体被吸入排毒罩口的过程，不应通过操作者的呼吸带，排毒要求的控制风速在0.25~3 m/s，常用者为0.5~1.5 m/s。管道风速采用8~12 m/s，并应测定操作者呼吸带空气中有毒物质浓度。柜形排风罩内有热源存在时，应在排风罩上部排风。

产生剧毒物质车间的排风系统和一般车间的排风系统应分开。输送含有剧毒气体的正压风管，不得通过其他房间，挥发性有毒溶剂应用管道输送。密闭设备宜尽量减少漏风的缝隙和孔洞，仅设置必要的观察窗、操作口及检修口。密闭设备内应有一定的排风量，保持一定的负压，排风量一般要求能使操作口和检修门开启时，达到要求的控制风速并安装压力计观察压力。

（3）毒物排放控制。当车间有毒气体通过天窗排出时，则在该车间屋顶应避免设置机械通风进风口。可能突然产生大量有害物质的作业场所，应设置事故排风装置，事故排风宜由经常使用的排风系统和事故排风的排风系统共同保证。事故排风的排风量应根据工艺资料计算确定，当缺乏上述资料时，换气次数不得小于12次/h。

事故排风的通风机，应分别在室内外便于操作的地点设置开关，其供电系统的可靠性等级，应由工艺设计确定，并应符合《供配电系统设计规范》（GB 50052）以及其他有关规范的要求。事故排风的吸风口，应设在有害气体散发量可能最大的地点。

当发生事故向室内放散密度比空气大的气体和蒸气时，吸风口应设在地面以上 0.3~1.0 m 处；放散密度比空气小的气体和蒸气时，吸风口应设在上部地带，且对于可燃气体和蒸气，吸风口应尽量紧贴顶棚布置，其上缘距顶棚不得大于 0.4 m。事故排风的排风口，不应布置在人员经常停留或经常通行的地点，排风口应高于 20 m 范围内最高建筑物的屋面 3 m 以上，当其与机械送风系统进风口的水平距离小于 20 m 时，应高于进风口 6 m 以上。

散发有毒有害气体设备的尾气必须经净化设备处理，达到国家排放标准后方可排入大气。若直接排入大气时，应引至屋顶以上 3 m 高处放空，若邻近建筑物高于本车间时，应加高排放口高度。

（4）个人防护。接触有毒作业的从业人员须着特殊质地或式样的防护服。强酸、强碱作业者应着耐酸、耐碱工作服；接触有毒粉尘者应穿防尘工作服；接触局部作用强或经皮中毒危险性大的物质，应戴相应质地的防护手套；接触经皮肤进入能力强的化学物者，除工作服外还应穿衬衣。

毒物呈粉尘、烟、雾形态时，从业人员需使用机械过滤式防毒口罩；毒物呈气体、蒸气形态时，宜使用化学过滤式防毒口罩或防毒面具。在毒物浓度过高或空气中氧含量过低的特殊作业情况下，应采用隔离操作或供氧（气）式防毒面具。

作业环境毒污染严重，暂时又难以改善的作业，应合理安排劳动和调配劳力进行轮换操作，减少劳动时间或缩短接触时间。如发生职业中毒在当地无紧急救援机构和措施的情况下，应立即报中国疾病预防控制中心。

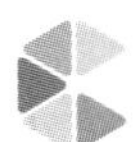

三、辅助卫生设施

有毒作业场所的辅助卫生设施的设计应符合《工业企业设计卫生标准》（GBZ 1）的有关要求。

1. 有毒作业场所

凡有毒工作场所，都应设置盥洗设备、淋浴室及存衣室、专用更衣箱。应根据生产特点和实际需要设置休息室，可兼学习、取暖、进餐之用。休息室设在工作场所附近的地方，并应避免有毒物质的影响。室内可设桌、椅、洗手池、饮水设施及空调设备。个人防护用品宜有专门管理室负责收、发、清洗、消毒、维护保养、更新换旧工作。有毒作业场所的存衣室，便服、工作服应分室存放，工作服室应有良好的通风。有毒作业场所应有事故疏散专用通道。

2. 洗消急救设施

产生剧毒物质的工作场所，应同时配备相应事故应急救援设施，设备的选用应配套。生产过程中可能发生化学性灼伤及经皮肤吸收引起急性中毒事故的作业场所，应设置清洁供水设备，对有溅入眼内引起化学性眼炎或灼伤可能的作业场所，应设淋浴、洗眼的设备。

3. 高毒作业场所

对有毒性较大的特殊化学物质的作业场所，应设置通过式卫生处理室，供工人进出车间能进行洗消处理，包括淋浴和更换清洁衣服。工作服应集中洗消处理。对有剧毒物质的作业场所，要配备有解毒剂和急救药品的急救箱（柜）。车间人数≥150 人时应按每 150 人至少设置 1 个急救箱（柜）。急救箱（柜）中除规定的急救用品外不得存放其他物品，并且应由有急救治疗合格证书的专人负责保管，该人员在工作时间不得离开岗位。对一些可能发生大量有害气体的作业场所，应备有氧气瓶、人工呼吸设备。

复习思考题

1. 简述毒物的含义，并说明职业中毒有哪些特点。
2. 影响毒物危害的因素有哪些？
3. 毒物进入人体的途径有哪些？
4. 毒物对人体哪些系统组织易产生危害？
5. 职业中毒工程防护的基本要求有哪些？

技能实训六：作业场所一氧化碳和二氧化碳的快速检测

一、实训目标

1. 掌握吸收值测定一氧化碳或二氧化碳浓度的方法。
2. 掌握不分光红外线分析仪使用原理和方法。

二、任务描述

1. 利用不分光红外线分析仪检测一氧化碳或二氧化碳浓度。
2. 根据吸收值测定一氧化碳或二氧化碳浓度的方法。

三、任务准备

准备铝塑采气袋、双联橡皮球、不分光红外线分析仪。

四、知识要点

1. 主要技术指标

对照标准重点考虑：测量范围、重复性、零点漂移、量程漂移、线性度、干扰误差、响应时间、指示噪声、抽气流量。

2. 试剂

（1）变色硅胶：于 120℃ 干燥 2 h。

（2）零点校准气。一氧化碳校准气：高纯氮（纯度99.99%）或经过霍加拉特氧化剂和变色硅胶管净化的清洁空气。二氧化碳校准气：高纯氮（纯度99.99%）或经过烧碱石棉或碱石灰和变色硅胶净化的清洁空气。

（3）量程校准气。一氧化碳校准气：CO/N_2 标准气（50 mg/m^3），储存于铝合金瓶内，不确定度<2%。二氧化碳校准气：CO_2/N_2 标准气（0.5%），储存于铝合金瓶内，不确定度<2%。临用前，用二氧化碳零点校准气稀释成所需浓度的标准气体。

3. 现场采样

现场采样按照《工作场所空气中有害物质监测的采样规范》（GBZ 159）执行。用双联橡皮球将现场空气样品打入采气袋中，放掉后，再打入现场空气，如此重复5~6次；然后，将空气样品打满采气袋，密封进气口，带回实验室测定。

五、实训过程

1. 实验室测定

按仪器操作说明，将不分光红外线分析仪调节至最佳测定状态。将采气袋中的样品空气通过干燥管输入仪器的气室，待读数稳定后，读取一氧化碳或二氧化碳的浓度。

2. 现场测定

将不分光红外线分析仪带至采样点，按仪器操作说明，将不分光红外线分析仪调节至最佳测定状态。直接将空气样品采入仪器内测定，待读数稳定后，读取一氧化碳或二氧化碳的浓度。

3. 数值计算

空气中一氧化碳或二氧化碳浓度由仪器直接读取，通常不再进行计算。

时间加权平均容许浓度按《工作场所空气中有害物质监测的采样规范》（GBZ 159）规定计算。

六、注意事项

1. 本法的检出限：一氧化碳为0.1 mg/m^3，二氧化碳为0.001%。测定范围：一氧化碳为0.1~50 mg/m^3，二氧化碳为0.001%~0.5%。若浓度超过测定范围，应选择较大量程的仪器再次进行测定。

2. 本法的精密度和准确度取决于量程校准气的不确定度和仪器稳定性误差。

3. 由于空气中的水分对测定有干扰，在测定样品时，应将样品空气先通过变色硅胶管除去水分。一氧化碳的特征吸收峰为4.65 μm，二氧化碳为4.3 μm，甲烷为3.3 μm。因此，甲烷不干扰本法的测定。

4. 应使用经指定的有关机构认定的不分光红外线分析仪。

七、总结与思考

讨论吸收值测定一氧化碳或二氧化碳浓度方法的优缺点。

第七章

物理危害与防护技术

本章学习目标

★ 知识点：

1. 生产性噪声危害及防护技术措施；
2. 振动危害及防护技术措施；
3. 辐射危害及防护措施；
4. 不良的气候条件危害及防护措施。

★ 技能点：

熟悉作业场所中典型物理危害因素的检测方法。

第一节　生产性噪声危害与防护

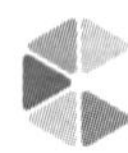

一、生产性噪声的概念、分类及接触机会

1. 噪声与生产性噪声的概念

从物理学角度而言，相对有规律的被称为纯音和乐音，而噪声是指没有规律的声音，既没有固定的振动周期也没有稳定的强度。从生理学和心理学的角度而言，噪声泛指人们不需要的，对人的听力、健康、情绪、心理带来负面影响的所有声音，因此既包括物理学意义上的噪声，也包括纯音和美妙的乐音，又称广义上的噪声。

生产性噪声是指生产过程中产生的一切声音，属广义噪声范畴。

2. 噪声的分类

（1）根据噪声来源或产生的机理分类

1）机械性噪声。由于机械的撞击、摩擦、转动而产生，如纺织机、球磨机、电锯、机床、推土机、搅拌机、打桩机等发出的声音。

2）流体动力性噪声（或空气动力噪声）。由于气体压力的突变或液体流动而产生，如通风机、空压机、喷射器、汽笛、放水、冲刷等发出的声音。

3）电磁性噪声。由于电机中交变力相互作用而产生的噪声，如发电机、变压器、电动机所发出的声音。

（2）根据声音的稳定性及持续时间分类

1）稳态噪声。在观察期内，声音强度（声级）的波动<3 dB。

2）非稳态噪声。在观察期内，声音强度（声级）的波动≥3 dB。

3）脉冲噪声。噪声突然爆发又很快消失，持续时间≤0. 5 s，间隔时间>1 s，声压有效值变化≥40 dB 的噪声。

（3）根据噪声的主频率划分。根据频率特性和频谱特征，又可将噪声分为低频（主频率在 300 Hz 以下）、中频（主频率为 300~800 Hz）、高频（主频率在 800 Hz 以上）噪声。

3. 噪声的接触机会

噪声危害是涉及行业最广、接触人数最多的职业危害之一。据保守统计，中国有超过 1 000 万从业人员在噪声超标的环境下工作，其中有数百万人患有不同程度的听力损伤。噪声危害严重的典型行业有黑色金属冶炼行业、煤炭采选业、机械制造、纺织行业等，例如，汽车制造冲压车间，作业工人噪声暴露值能达到 95~104 dB，最大峰值可达 130 dB，其噪声作业环境远远超过国家标准要求。

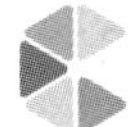

二、生产性噪声的危害

生产性噪声对人体的影响与危害是多方面的。首先是对人听力的影响，其次是对消化系统、神经系统、心血管系统等都有一定影响。此外，噪声还会影响人的睡眠，诱发不良情绪，干扰人们的正常交流，这些都是导致事故的潜在危险因素。

1. 噪声对听力的影响

长期暴露于强噪声环境会使人的听力下降，听阈上升。所谓听阈就是指人耳所能听到最弱声音的强度。对于正常人耳，以声压表示的听阈为 20 μPa，对应的声级为 0 dB。如果某人听到最弱的声音为 10 dB，那么其听阈也就为 10 dB，相对正常人耳而言听力损失也就是 10 dB。

噪声对人耳造成的听力损失可分为暂时性听力损失和永久性听力损失。暂时性听力损失往往是人耳短时间内接触较强噪声造成的听力损失，离开噪声环境后，会在较短时间内恢复。但是，反复多次的暂时性听力损失也可转化成永久性听力损失。永久性听力损失是一种不可恢复的听力损失，包括慢性听力损失和急性听力损失。

（1）慢性听力损失（噪声聋）。慢性听力损失或听力损伤是指人耳长期暴露于较强噪声造成的永久性听力损失，而当这种永久性听力损失达到一定程度时，便形成了法定的职业病“噪声聋”。

慢性听力损失首先出现在高频（3 000~6 000 Hz），多在 4 000 Hz 左右出现“V”形听阈下陷，即所谓“听谷”，之后逐渐出现语频（500~2 000 Hz）听力下降。职业性听力损失进展模式如图 7—1 所示。

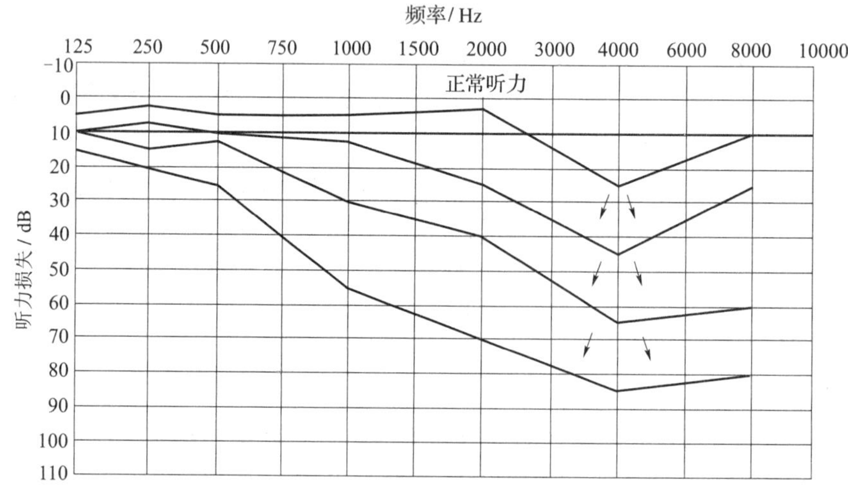

图 7—1　职业性听力损失进展模式

依据《职业性噪声聋的诊断》（GBZ 49），噪声聋的诊断标准是：符合双耳高频（3 000 Hz，4 000 Hz，6 000 Hz）平均听阈≥40 dB 者，然后根据较好耳语频（500 Hz，1 000 Hz，2 000 Hz）和高频 4 000 Hz 听阈加权平均值进行诊断和分级。

1）轻度噪声聋：26~40 dB。

2）中度噪声聋：41~55 dB。

3）重度噪声聋：≥56 dB。

（2）急性听力损失（爆震聋）。急性听力损失多指一次性接触极强脉冲噪声刺激所造成的听力损失，如因爆破、火器发射或压力容器爆炸等其他突发的巨响，其产生的噪声峰值强度常达 140 dB 以上。此外，在较短时间（数小时）一次性接触稳态或非稳态过强噪声也会导致急性听力损失。

急性听力损失达到一定水平便构成了法定职业病“爆震聋”。依据《职业性爆震聋的诊断》（GBZ/T 238），爆震聋的诊断标准是：分别计算左右耳 500 Hz、1 000 Hz、2 000 Hz、3 000 Hz 平均听阈值，并分别进行职业性爆震聋诊断分级。

1）轻度爆震聋：26~40 dB。

2）中度爆震聋：41~55 dB。

3）重度爆震聋：56~70 dB。

4）极重度爆震聋：71~90 dB。

5）全聋：≥91 dB。

2. 噪声对人体生理系统的影响

（1）噪声对神经系统的影响。噪声作为一种紧张源，可对作业人员心理产生压力，并可引起强烈的紧张反应。而过度的紧张反应可引起大脑皮层功能紊乱，使神经系统兴奋与抑制过程平衡失调，从而产生一系列中枢神经系统症状，如神经系统出现头痛、头晕、耳鸣、心悸与睡眠障碍等神经衰弱综合征，接触高强度噪声的劳动者中有的表现情绪不稳，易激怒、易疲倦，称躁性神经官能症，患者脑电图异常（慢波增多），植物神经系统功能紊乱。

（2）噪声对消化系统的影响。在噪声的影响下，接触者可以出现胃肠功能紊乱，食欲不振，胃液分泌减少，胃紧张度减低，胃蠕动减慢等变化。

（3）噪声对心血管系统的影响。噪声可对心血管系统造成损害，引起血压升高、心电图改变。心电图主要表现为窦性心动过缓，总异常率明显高于对照组。据资料报道，噪声环境下工作人员的血压升高检出率明显高于对照组。

（4）噪声对内分泌系统的影响。噪声对内分泌系统影响的表现有甲状腺功能亢进、肾上腺皮质功能增强、性功能紊乱、月经失调等。中等强度噪声（70~80 dB）作用下，肾上腺皮质功能增强，而受大强度（100 dB）噪声作用，功能减弱。接触较强噪声的劳动者或动物可出现免疫功能降低，接触时间越长，变化越显著。

（5）噪声对语言交流的干扰。40 dB 以下是语言交流的正常的环境，如一般办公室应保持这种水平；50~60 dB 则属于较吵的环境，谈话会受到一定程度的干扰；当周围噪声达 65 dB 时，则对话有困难；在 80 dB 时，则听不清楚；在噪声达 80~90 dB 时，距离约 0. 15 m 也得提高嗓门才能进行对话。如果噪声分贝数再高，实际上就不可能进行对话了。

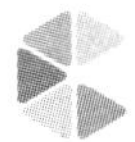

三、生产性噪声危害的影响因素

生产性噪声对人体危害的影响因素主要有噪声的强度、频谱（频率成分）、接触时间、噪声的时间形态（稳态、非稳态、脉冲）及接受者个体差异等。

1. 噪声危害的影响因素概述

噪声对人体危害的影响因素及与危害程度的关系如下：

（1）强度和频谱特性。噪声的强度越大、频率越高，则危害越大。

（2）接触时间和方式。同样的噪声，接触时间越长危害越大，因此噪声性耳聋的发生率与工龄有密切的关系；缩短接触时间有利于减轻噪声的危害；持续接触方式的危害高于间断接触。

（3）噪声的性质。脉冲声的危害高于稳态声，窄频带噪声高于宽频带噪声。

（4）其他有害因素同时存在。有振动、高温、寒冷和化学毒物存在时可加重噪声危害。

（5）机体健康状况和个体敏感性。有听觉系统疾患者或对声音敏感的人，易受损害。

2. 强度和接触时间影响

描述噪声强度的指标很多，主要有声压和声压级。声压是指声音传播引起介质压强的变化量，单位是 Pa。声压级是以人耳的正常听阈 20 μPa 为参考声压，将其他声音的声压除以参考声压后取以 10 为底的对数，再乘以 20 所得数值，单位是 dB。

声音强度是引起人耳急性伤害的最直接原因。当声音强度达到 20 Pa 或 120 dB 时，人耳开始产生痛感，因此 120 dB 又称“痛阈”。声压达到 140 dB 时，可瞬间引起耳出血，造成永久性耳聋。因此，人耳可直接接触的声音应控制在 120 dB 以下，超过 120 dB 的声音存在急性听力损伤的风险。

对于慢性听力伤害，往往是强度与时间共同作用的结果。表 7—1 为国际标准化组织统计的人在不同强度噪声环境下工作 40 年后出现噪声聋的情况。

表 7—1　　工作 40 年后噪声聋发病率

声压级/dB	80	85	90	95	100
发病率/%	0	10	21	29	41

从表 7—1 可以看出，长期工作不会产生耳聋的安全噪声是 80 dB 以下的噪声，也正是基于此，我国把每天 8 h 或每周 40 h 时间计权平均值≥80 dB 的作业定义为噪声作业。

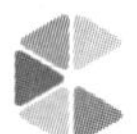 四、生产性噪声检测与评价

1. 噪声评价指标

人耳对不同频率的噪声敏感程度是不同的，为了评价不同频率噪声对人耳的影响，必须对所测得的客观噪声强度进行修正。修正的方法有 A 计权法、B 计权法、C 计权法和 D 计权法。最为常用的噪声修正方法为 A 计权法，修正后所得出的声级称为 A 计权声级，简称 A 声级，其单位为 dB（A）。

A 计权声级描述的是人耳对噪声瞬时强度的感受。对噪声听力职业危害的评价，尤其是对非稳态噪声进行评价时，采用的指标是“等效连续 A 声级”，也称“时间计权平均 A 声级”。该指标是将一段时间内的非稳态噪声作用于人耳的噪声剂量对时间进行等效平均的结果，其单位仍是 dB（A）。

2. 噪声检测

（1）噪声检测仪器。噪声的检测仪器称为声级计。最简单的声级计只能测量 A 计权声级的瞬时值，而现在绝大多数声级计都具备记录分析一段时间内噪声特征的能力。如积分式样声级计，能给出数小时乃至一整天噪声的等效连续 A 计权声级。就职业卫生噪声测量而言，一般选择具备测量等效率连续 A 声级及能测量脉冲噪声（测量峰值）功能声级计。

声级计根据采样方法可以分为定点采样用声级计和个体采样用声级计。前者一般尺寸较大，测量时手持或置于三脚架上，如图 7—2a 所示；后者尺寸较小，一般配有固定于人体的部件，测量时由作业人员随身携带，如图 7—2b 所示。

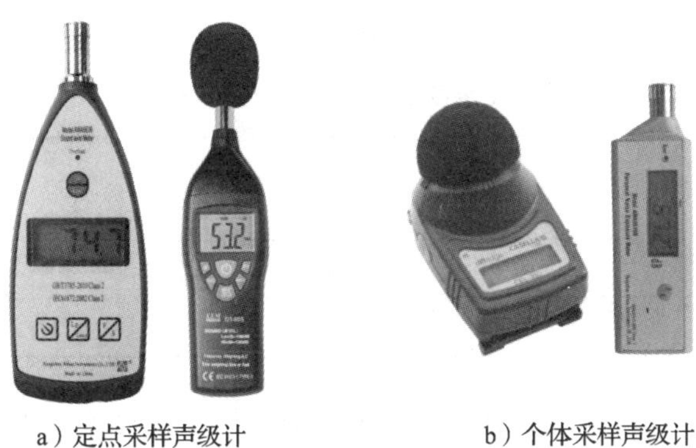

a）定点采样声级计　　b）个体采样声级计

图 7—2　声级计

（2）噪声检测方法。噪声的检测方法分为定点采样检测法和个体采样检测法。个体采样检测由作业人员携带声级计，更能真实全面反映噪声暴露情况。定点采样检测将声级计置于作业人员岗位附近，近似反映作业人员噪声暴露情况。当作业人员同一天在多个位置或岗位从事噪声作业时，应将各个岗位定点检测的噪声进行时间计权平均。

3. 噪声接触限值与评价

噪声控制与防护的基本目标就是国家标准规定的噪声接触限值。《工作场所有害因素职业接触限值　物理因素》（GBZ 2. 2）分别对连续噪声（稳态和非稳态噪声）和脉冲噪声做出了接触限值规定。

（1）连续噪声接触限值。对于连续噪声，也就是稳态和非稳态噪声，该标准规定的接触限值为：

日暴露剂量≤85 dB（A）×8 h 或周暴露剂量≤85 dB（A）×40 h

必须强调接触限值是一个同时与噪声强度和接触时间相关的剂量概念。采用该限值对噪声接触情况进行评价时，通常采用日 8 h 或周 40 h 规格化时间长度对噪声强度进行等效，也就是说，无论作业人员实际日接触时间不足或超过 8 h，或周接触时间不足或超过 40 h，都应将其按日 8 h 或周 40 h 进行时间计权平均，然后再与 85 dB（A）

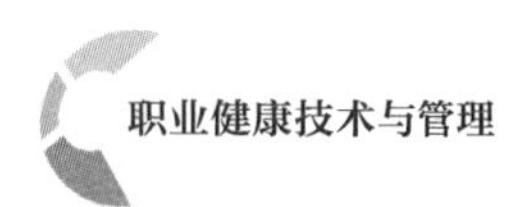

进行比较来判断是否超标。比如，某工作岗位的噪声为 87 dB（A），工人每天只在该岗位停留 4 h，其余为非噪声作业时间。尽管噪声作业时间只有 4 h，评价时要将该噪声暴露剂量按 8 h 进行等效平均，平均后为 84 dB（A），与 85 dB（A）进行比较不超标。

连续性接触限值的另外一种使用方法是，按照 3 dB（A）“时间等能量”换算原则对噪声接触进行评价，即强度每提高 3 dB（A），相当于噪声的能量或强度提高了 1 倍，相应地，接触时间上要缩短一半。反之，若接触时间缩短一半，允许接触噪声的强度可增加 3 dB（A），见表 7—2。例如，上述例子中，该职工噪声作业时间为 4 h，比规格化时间 8 h 短了一半，所以其接触限值可增加 3 dB（A），为 88 dB（A），作业时的 87 dB（A）小于此值，仍得出不超标的结论。

表 7—2　　噪声接触限值的时间等能量换算表

日实际接触噪声时间/h	允许接触噪声强度/dB（A）	日实际接触噪声时间/h	允许接触噪声强度/dB（A）
8	≤85	2	≤91
4	≤88	1	≤94

（2）脉冲噪声接触限值与评价。对于脉冲噪声，其限值是根据脉冲噪声峰值强度给出日接触次数的限制，见表 7—3。

表 7—3　　工作场所脉冲噪声职业接触限值

工作日接触脉冲次数/次	声压级峰值/dB（A）
n≤100	140
100<n≤1 000	130
1 000<n≤10 000	120

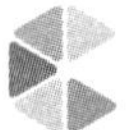

五、生产性噪声控制与防护

生产性噪声控制与防护手段包括声源控制、传播途径控制、噪声个体防护、噪声作业职业健康监护等手段。

1. 声源控制

噪声源的控制主要是从设备、工具、工艺着手降低和消除噪声的产生，主要有以下措施：

（1）在设计设备和工具时采用不易产生噪声的材料，如以塑料代替钢材减少摩擦撞击噪声，在设备的外壳等部件粘贴橡胶类阻尼材料。

（2）提高设备和工具的加工精度，减少旋转部件重心偏离轴线引起非平衡力振动引发的噪声。

（3）设备采用减振安装，安装部位固定牢固，降低因安装不当产生的噪声。

（4）工艺方面采用焊接代替铆接、液压代替锻压等。

2. 传播途径控制

从传播途径上控制噪声主要手段有隔声、消声、吸声等手段。

（1）隔声。隔声是消除传播噪声的首选手段，有以下三种方式，如图 7—3 所示。

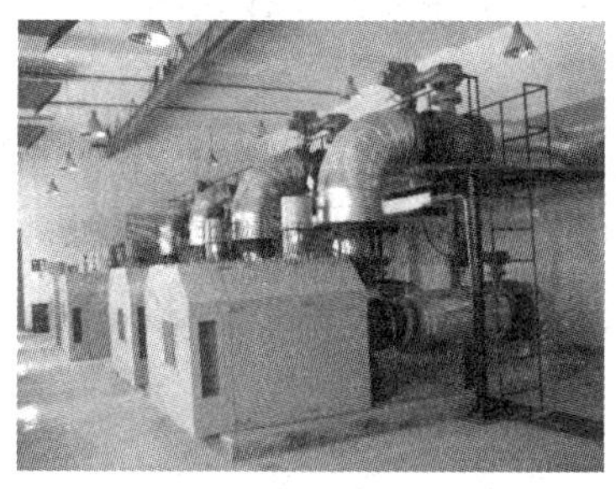

a）隔声罩

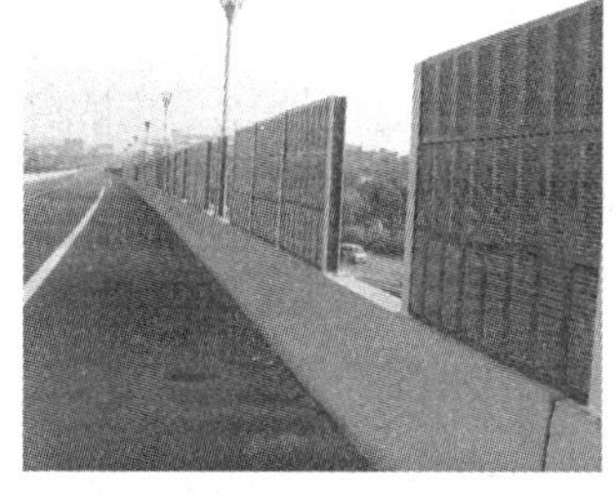

b）隔声屏

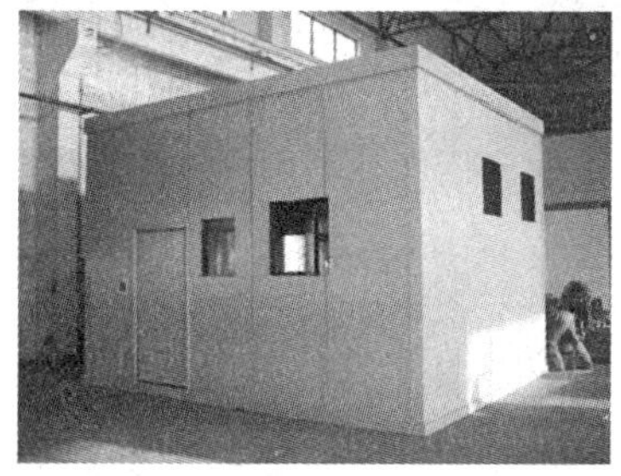

c）隔声间

图 7—3 各种隔声装置

1）隔声罩。将整个设备或装置罩起来。

2）隔声屏。在设备一面或多面加设围栏。

3）隔声间。在车间较大、生产过程自动化程度较高、只需要少量人员进行现场监控时，设置隔声间把人“罩”起来。

隔声罩是常用的隔声手段，由隔声材料和吸声材料（内衬）构成。从理论上说，没有内衬吸声材料的隔声罩其隔声效果趋于零，所以，隔声罩必须用内衬高吸声系数的吸声材料才能有良好的隔声效果。

不同结构的隔声罩其隔声效果大不相同，见表 7—4。从该表看出，一般密封型隔声具有非常好的隔声效果，一旦存在开口或密闭不严，其隔声效果将大打折扣。然而，在实际应用中，大部分设备需要在隔声罩上开口以便通风冷却。为了弥补通风开口对降噪的影响，隔声罩的进气和出气通道上通常设置消声装置或结构。

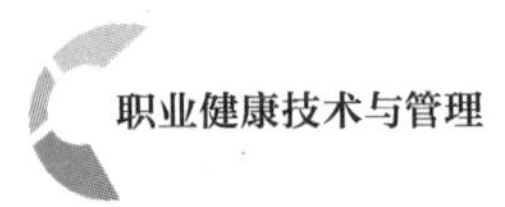

表 7—4　　各种结构隔声罩隔声效果

隔声罩结构形式	降噪量/dB（A）
固定密封型	30~40
活动密封型	15~30
局部开敞型	10~20
带有通风散热消声器的隔声罩	15~25

隔声屏分为室外隔声屏和室内隔声屏。室外隔声屏的隔声效果为 7~15 dB（A），而室内隔声屏隔声效果为 4~10 dB（A）。室内隔声屏主要用在作业岗位距离声源较近的情况；否则，隔声效果不明显。

（2）消声。消声装置主要用于消除伴随气体介质输送产生或传播的噪声，如发动机尾气排放口、通风系统、隔声罩进气和排气口。消声装置的消声效果一般为 20~40 dB（A）。消声装置主要分为阻性消声器（见图 7—4a）、扩张室抗性消声器（见图 7—4b）以及阻抗复合消声器。

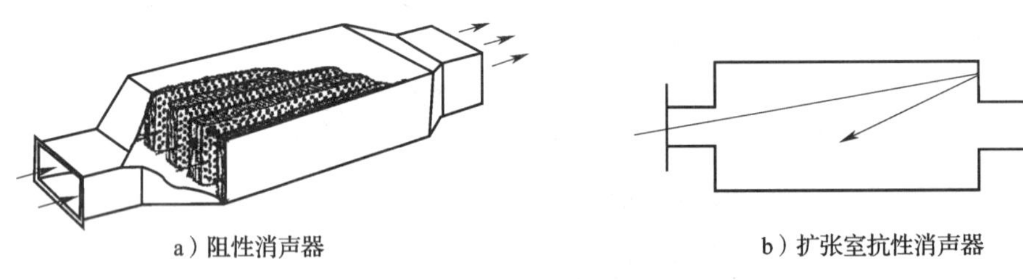

a）阻性消声器　　b）扩张室抗性消声器

图 7—4　消声器

阻性消声器的工作原理是在气体介质通道的内壁放置多孔吸声材料，并由该多孔吸声材料吸收沿通道传播的噪声。抗性消声器是通过反射、干涉、共振等减弱或消除声音，如扩张室抗性消声器是通过增大截面积增强反射来消除噪声的。

（3）吸声。吸声常用在室内反射声音较强的作业环境，一般吸声降噪量为 5~10 dB（A）。为了获得理想的降噪效果，一般吸声要与隔声罩或隔声屏相结合。

吸声采用的吸声材料分两类：一类是多孔吸声材料，另一类是穿孔板。前者对中高频声音吸声效果好，且吸声频率范围宽；而后者对中低频声音吸声效果好，吸声频率范围窄。吸声材料可以铺在屋顶或墙面，有时也可采用悬挂的方式。

3. 噪声个体防护

当环境噪声控制措施达不到职业接触限值要求时，必须采用噪声个体防护用品，即护听器。护听器有耳塞、耳罩和防噪声帽盔三类，具体选择和使用方法可查阅相关标准。

4. 噪声作业职业健康监护

对于在 80 dB（A）以上噪声岗位或环境进行作业的人员，也就是所谓噪声作业人员，要针对噪声开展职业健康监护，进行噪声职业健康检查。

噪声职业健康检查主要目的是及时发现听力损伤、噪声聋及噪声职业禁忌证。所谓噪声职业禁忌证，是指某些个体对噪声影响比一般人群更敏感，更容易造成听力损失或加重其他疾病。噪声职业禁忌证包括以下几种：

（1）各种原因引起永久性感音神经性听力损失［500 Hz、1 000 Hz 和 2 000 Hz 中任一频率的纯音气导听阈>25 dB（A）］耳聋疾病患者。

（2）中度以上传导性耳聋。

（3）噪声易感者：噪声环境下工作一年，双耳 3 000 Hz、4 000 Hz、6 000 Hz 中任一频率听力损失≥65 dB（A）。

（4）Ⅱ期高血压和器质性心脏病。

噪声的职业健康检查包括上岗前、在岗期间和离岗职业健康检查。在岗期间要开展定期职业健康检查，检查周期为 1 年。

职业健康检查发现噪声职业禁忌证及噪声职业病患者要及时调离噪声作业岗位，并采取相应的治疗措施。

第二节　振动危害与防护

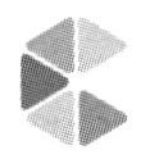

一、振动的分类与接触机会

振动是指因为力的往复作用使机件或机械整体产生往复运动，往复作用的力透过机件而作用于人员身上。根据振动对人体作用范围可以分为两类，即全身振动和局部振动。

全身振动是指工作地点或座椅的振动，人体足部或臀部接触振动，通过下肢躯干传导至全身，接触机会常见于在交通工具（汽车、火车、船舶、飞机、拖拉机、收割机等）上的作业或在作业台（钻井平台、振动筛操作台等）上的作业。

局部振动主要是作用于手臂、肩膀为主的手传振动，接触手传局部振动的机会主要在使用以下工具时：

（1）锤打工具，以压缩空气为动力的工具，如凿岩机、选煤机、混凝土搅拌机、空气锤、筛选机、风铲、捣固机、铆钉机等。

（2）手持电动工具，如电钻、风钻、手摇钻、油锯、喷砂机、金刚砂抛光机、钻孔机等。

（3）固定轮转工具，如砂轮机、抛光机、球磨机电锯等。

（4）交通运输与农业机械，如汽车、火车、收割机、脱粒机等，驾驶员手臂长时间把持操作把手，亦存在手传局部振动。

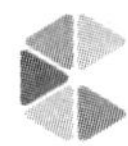

二、振动对人体的危害

1. 全身振动危害

振动所产生的能量，能通过支承面作用于坐位或立位操作的人身上，引起一系列人体组织器官的病变。人体是一个弹性体，各器官都有它的固有频率，当外来振动的频率与人体某器官的固有频率一致时，会引起共振，因而对该器官的影响也最大。

全身振动一般为大振幅、低频率的振动。振动的加速度能为前庭器官所感受，引起前庭器官长期过度兴奋，致使壶腹脊纤维细胞和耳石膜的退行性变。随着工龄的增加，兴奋性由亢进逐渐转为降低，运动的协调性将发生障碍。由于前庭内脏反射作用，常常表现出面色苍白、冷汗、唾液分泌增加、眩晕、恶心、呕吐、食欲不振、呼吸表浅而频数大、体温降低等。妇女患者则常有子宫下垂、流产及异常分娩率增加现象，还可导致月经障碍、卵巢内分泌失调等。接受全身振动影响的劳动者还常有上腹饱满、胀痛等胃肠道症状，早期可能引起胃酸过多，晚期常呈胃酸降低或缺乏。此外，也有患者表现为内脏移位，眼底静脉血管扩张、弯曲或动脉狭窄，眼压改变及视力障碍等。眩晕症中的晕车、晕船即属全身振动性疾病的表现。

2. 局部振动危害

局部振动可引起手臂振动病，属法定职业病之一。该职业病是长期从事手传振动作业而引起的以手部末梢循环和（或）手臂神经功能障碍为主的疾病，并能引起手臂骨关节肌肉的损伤，其典型表现为振动性白指。手臂振动病分为轻度、中度、重度三级。

（1）轻度手臂振动病为具有下列表现之一者：

1）白指发作累及手指的指尖部位，未超出远端指节的范围，遇冷时偶尔发作。

2）手部痛觉、振动觉明显减退或手指关节肿胀、变形，经神经肌电图检查出现神经传导速度减慢或远端潜伏期延长。

（2）中度手臂振动病为具有下列表现之一者：

1）白指发作累及手指的远端指节和中间指节（偶见近端指节），常在冬季发作。

2）手部肌肉轻度萎缩，神经肌电图检查出现神经源性损害。

（3）重度手臂振动病为具有下列表现之一者：

1）白指发作累及多数手指的所有指节，甚至累及全手，经常发作，严重者可出现指端坏疽。

2）手部肌肉明显萎缩或出现“鹰爪样”手部畸形，严重影响手部功能。

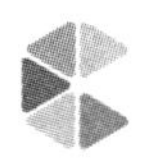

三、影响振动危害的因素

影响振动危害人体的因素主要有频率、振幅（或振动加速度）、接振时间、人体工作体位与方式、工作环境气候条件等。

1. 振动频率与振幅

大振幅、低频率的振动，主要引起内脏移位和前庭器官的兴奋；而小振幅、高频率的振动，则主要作用于神经末梢，其中共振频率对人体的危害最大。人体全身振动在垂直方向的共振频率为 4～8 Hz，左右和前后方向的共振频率为 1～2 Hz。不同频率与强度振动下人体生理反应见表 7—5。

表 7—5　　频率与振幅对全身振动的影响

主观感觉	频率/Hz	振幅/mm
腹痛	6～12 40 70	0.094～0.163 0.063～0.126 0.032
胸痛	5～7 6～12	0.6～1.5 0.094～0.163
背痛	40 70	0.63 0.032
尿急感	10～20	0.024～0.008
粪迫感	9～20	0.024～0.12
头部症状	3～10 40 70	0.40 ～2.18 0.126 0.032
呼吸困难	1～3 4～9	1.0～9.3 2.45～19.60

2. 接触振动时间

接触振动时间是影响振动危害人体的重要因素，显然，接触振动时间越长，对人体产生的危害也就越大。接振强度、接振时间与振动白指病发病情况见表 7—6。

表 7—6　　接振强度（每天接振 4 h）与 10%白指病发病率所需年限

频率计权加速度/（m/s^2）	37	20	10	5
接振年限/年	1	2	4	8

3. 体位和操作方式

操作者站立时对垂直振动较敏感，卧位时对水平振动较敏感。操作者用肩、胸、腹或下肢紧贴振动物体，或用手紧握振动部件等操作方式进行作业时，振动的危害更大。

4. 环境气候条件

寒冷季节或寒冷的工作地点可增加局部振动病的发生率。使用风动工具的劳动者易受振动和排气所造成的低温同时作用，可促使振动病发作。大量流行病学调查及动物实验都显示，寒冷的工作环境为引发振动病的因素之一，而振动性血管损伤，在寒冷或低温环境下更容易发作或恶化。另外一些研究也表明，较高环境温度中的作业人员，虽然接振强度很高，但也不会或很少发生严重的振动病（振动性白指）。

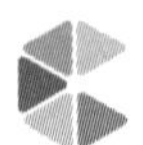

四、振动接触限值与评价

1. 振动的检测评价指标

物理学上振动强度一般用振动幅度（单位：mm）表示，职业卫生领域更常用振动加速度（单位：m/s^2）表示振动的强度。除了振动强度外，振动频率也是影响振动危害人体的重要因素，振动的人体危害评价指标必须能综合反映这两个因素。就振动频率因素而言，有关标准给出了评价振动危害人体时各频率（频带）的权重系数，见表 7—7。

表 7—7　不同频率局部振动对人体产生影响的权重系数

振动频率/Hz	影响权重系数	振动频率/Hz	影响权重系数
8.0	1.00	125	0.125
16.0	1.00	250	0.063
31.5	0.50	500	0.030
63.0	0.25	1 000	0.016

鉴于人体接触的实际振动往往由多个频率振动同时作用于人体，所以职业卫生或人因工程领域所采用的振动评价指标为“频率计权加速度”。该指标是将不同频率的振动加速度经影响权重系数计权后叠加得出的综合指标，既考虑了频率对人体的影响，也考虑了振动强度对人体的影响。

2. 振动接触限值

依据《工作场所有害因素职业接触限值　物理因素》（GBZ 2.2），振动的职业接触限值为每天 4 h 等能量频率计权加速度不超过 5 m/s^2，也就是说，无论每天实际接触时间长短，都将其按规格化时间 4 h 进行时间计权平均，所得频率计权加速度应小于或等于 5 m/s^2。在实际应用过程中，也可将该限值转换为不同接振强度下允许的日接振时间，见表 7—8。

表 7—8　　不同接振强度每天允许的接振时间

频率计权加速度/（m/s^2）	日接振时间限制/h	频率计权加速度/（m/s^2）	日接振时间限制/h
5	4.0	9	1.2
6	2.8	10	1.0
7	2.0	>10	<0.5
8	1.6		

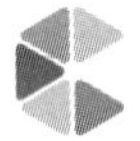

五、振动危害防护

预防振动对人体的危害可以采取振动控制、职业健康监护以及其他防护等措施。

1. 振动控制措施

振动控制措施包括振源控制、弹性隔振、阻尼减振三大手段，如图 7—5 所示。

（1）振源控制主要是通过产品设备设计减少转动、撞击所引起的振动，也可以通过加大设备底座质量来减少振源的振动强度，避免产生共振等。

（2）弹性隔振是指采用弹簧或弹性材料将振源振动隔开，减少振动的传递。

（3）阻尼减振是指采用非弹性阻尼材料，如橡胶、沙子、石子等消耗、吸收振动能量。

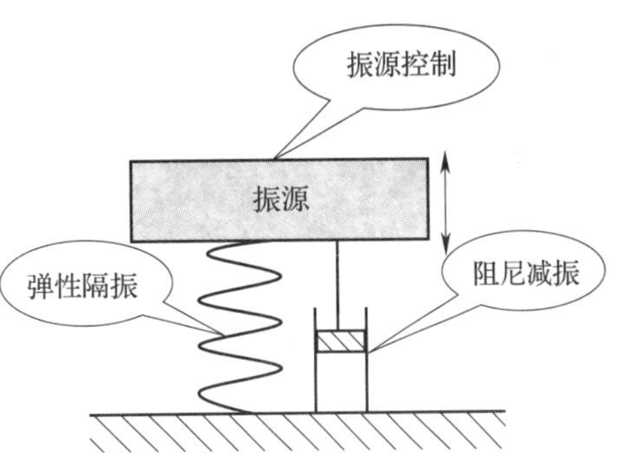

图 7—5　振动控制措施

2. 振动的职业健康监护

振动的职业健康监护也是预防振动危害的有效措施之一，包括上岗前、在岗期间和离岗时振动危害职业健康检查。上岗前的职业健康检查主要是为了发现振动职业禁忌证，包括周围神经系统器质性疾病和白指病（雷诺氏病）。在岗期间职业健康检查主要是为了发现手臂振动病，在岗期间的职业健康检查周期为 2 年。

发现振动职业禁忌证或手臂振动职业病患者，要及时将其调离振动工作岗位，并采取适当的治疗措施。

3. 振动的其他防护措施

振动的工艺防护手段包括改进生产工艺本身，如用焊接代替铆接；提高自动化程度，减少人工接振操作等。

振动个体防护措施主要是采用防振手套。

振动的接触时间控制可参照表 7—8 进行。

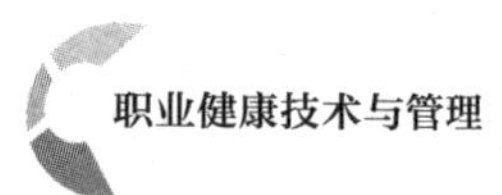

第三节　辐射危害与防护

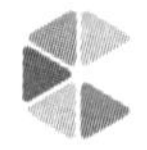

一、辐射分类与接触机会

1. 辐射分类

辐射按其量子能量可分为电离辐射和非电离辐射两大类。电离辐射是指量子能量超过 12 eV（电子伏特），可引起物质产生电离的辐射，包括 α、β、γ、X 射线和中子等。非电离辐射是指量子能量在 12 eV 以下，不足以引起物质产生电离的辐射，包括紫外线、可见光线（含激光）、红外线和射频辐射（无线电波）以及工频辐射等。各种辐射的分类及其波长见表 7—9。

表 7—9　　辐射分类及其波长

辐射分类		波长	其 他
非电离辐射	工频电磁波	6 000 km	50 Hz
	射频电磁波	3 km ~ 1 mm	100 kHz ~ 300 GHz
	红外线	1 mm ~ 400 nm	300 ~ 750 000 GHz
	可见光	400 ~ 760 nm	—
	紫外线	760 ~ 10 nm	—
电离辐射	X 射线	10 ~ 0. 01 nm	纯能量射线
	γ 射线	0. 1 nm 以下	纯能量射线
	α、β 及中子射线	—	粒子射线

2. 电离辐射的接触机会

随着科技发展与进步，电离辐射的应用和接触机会日趋增多，常见的领域或行业及其所应用的电离辐射有：

（1）射线探伤业：射线照相、γ 射线探伤、X 射线显像探伤、射线显像探伤、中子照相术、加速器探伤等。

（2）辐照加工业：γ 辐照加工、电子束辐照加工、辐射灭菌、辐射食品保鲜、涂层辐射固化、辐射交联、辐射聚合等。

（3）辐射应用业：荧光涂料、放射性同位素生产和经销、含密封型放射源仪表的生产和使用、加速器运行等。

（4）非密封型放射源应用业：放射性同位素实验室、汽灯纱罩、同位素示踪等。

（5）辐射医学：X 射线透视检查、X 射线摄影检查、发射计算机断层成像术应用、核医学、放射性药物诊断性应用、近距离辐射治疗法、远距离辐射治疗法、放射性药物治疗、介入治疗、组织间质疗法等。

（6）辐射农业：育种、杀虫等。

（7）采矿与建材：一些矿山与建材中存在放射性物质，尤其是矿山中存在氡气造成的辐射。

（8）核燃料工业：铀矿开采、铀矿加工、铀矿浓缩、铀矿转化、核反应堆安装、核反应堆运行、受照燃料后处理等。

（9）放射性废物储存和处置业：废物库、处理场等。

3. 非电离辐射的接触机会

（1）工频辐射及射频辐射常见接触机会。射频辐射又可进一步分为高频、超高频和微波辐射。工频及各种射频辐射的常见应用领域见表 7—10。

表 7—10　　工频及射频常见应用领域

类别	波长	频率	常见应用领域
工频	6 000 km	50 Hz	变电站、高压送电线路、大型用电设备、电力机车（高铁、地铁、电车）
高频	3 km~10 m	10 kHz~30 MHz	金属加工（高频淬火、焊接、熔炼）；干燥（材料、粮食、纸张）；塑料热合；半导体材料加工，如区域熔炼（提纯半导体）和外延（使衬底硅片上生成一层单晶硅）；无线通信
超高频	10 m~1 m	30~300 MHz	电视信号、无线通信、射频溅射
微波	1 m~1 mm	300 MHz~300 GHz	雷达、微波通信、微波加热

（2）红外线的常见接触机会。在生产环境中，加热金属、熔融玻璃、强发光体等可成为红外线辐射源；炼钢工、铸造工、轧钢工、锻钢工、玻璃熔吹工、烧瓷工、焊接工等可受到红外线辐射。

（3）激光常见接触机会。激光辐射具有能量集中的特点，主要应用于工业生产中打孔、焊接、切割、通信、激光全息等。医学上将激光用于外科手术。

（4）紫外线常见接触机会。自然界中紫外线见于太阳辐射，另外在生产环境中，凡物体温度达 1 200℃以上时辐射光中均可产生紫外线，如电焊、气焊、电炉炼钢、探照灯、水银石英灯等均可产生对人体有害的紫外线。除了以上生产工艺或设备附带产生紫外线外，还有一些生产生活领域专门产生紫外线加以利用，如采用紫外线杀菌、消毒、治疗皮肤病和软骨病等。

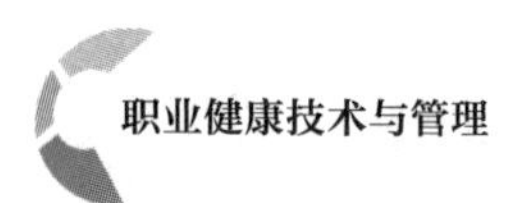

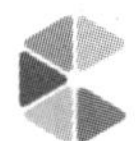

二、辐射的危害

1. 电离辐射的危害

电离辐射对生物体的效应是通过电离辐射的能量作用于生物大分子和水，使后者发生分子不稳定、分子重排、产生自由基并造成损伤。其中受影响最大的就是 DNA 分子，受损的 DNA 可以经体内酶系统修复，但也可能发生错误修复，这是电离辐射可能诱发癌症的原因之一。分子电离、自由基产生、化学键断裂使亚细胞结构遭到破坏，表现为细胞代谢、结构、功能的改变。相同辐射剂量作用下，不同细胞出现的损伤程度不同。

一般来说，淋巴组织、骨髓、小肠上皮和性腺对电离辐射最为敏感，其次是角膜、晶状体、内皮细胞等，肌肉、骨骼、软骨和结缔组织对电离辐射最不敏感。

（1）电离辐射的确定效应与不确定效应。依据出现某种效应的风险（出现概率及严重程度）与剂量的相关性，电离辐射的生物效应分为确定效应和随机效应，如图 7—6 所示。

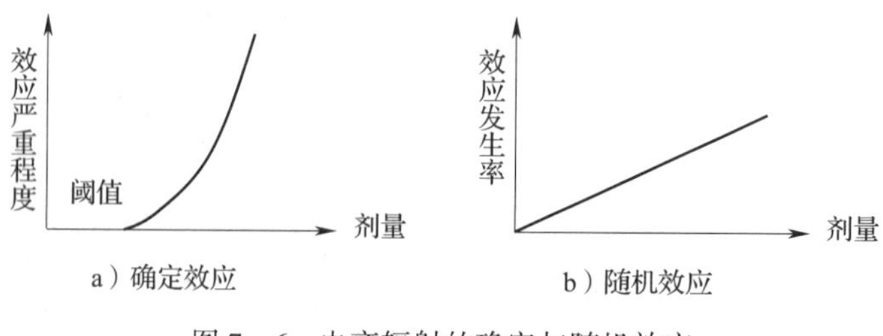

图 7—6　电离辐射的确定与随机效应

确定效应是指电离辐射产生某种效应的剂量存在一定的阈值，或者说，超过该阈值后必然出现某种生物效应，又称必然效应。随机效应是指电离辐射引起某种生物学效应的剂量不存在阈值，不管剂量大小，都有发生某种效应的可能，且效应的严重程度与剂量无关，然而出现该效应的概率与剂量大小成正比。两种效应的对比见表 7—11。

表 7—11　　电离辐射的确定效应与随机效应对比

确定效应	随机效应
有剂量阈值	无剂量阈值
达到一定剂量才发病	发生概率与剂量成正比
效应的严重程度与剂量成正比	严重程度与剂量无关
所致疾病如放射病、放射性白内障、放射性皮肤损伤等	所致疾病如癌效应、遗传效应等

（2）电离辐射的早期效应与延迟效应。从时间上来说，电离辐射造成的危害可分为早期效应和延迟效应，如图7—7所示。

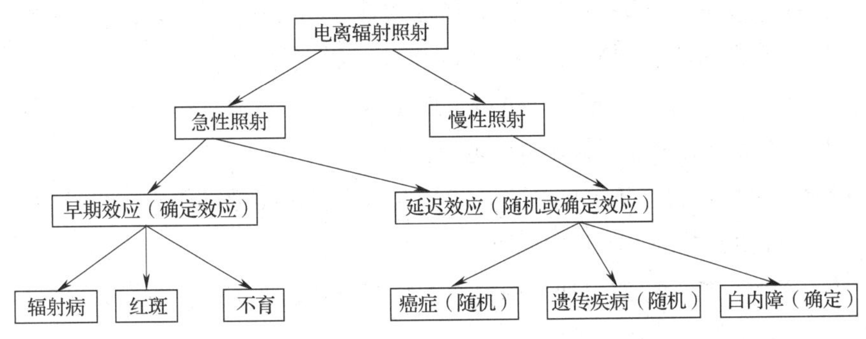

图7—7　电离辐射的早期效应和延迟效应

早期效应发生在暴露后几星期内，如急性放射综合征（Acute Radiation Syndrome，ARS），表现为反复发生并逐渐加重的恶心、呕吐、腹泻，同时伴随疲乏、发热、食欲下降、抽搐甚至昏迷，严重者在几个月内死亡。多数ARS患者会有骨髓损伤，由于免疫和造血功能下降，发生严重的致病菌感染和内出血。ARS还包括严重的皮肤灼伤，表现为皮肤发痒、刺痛、红斑或水肿。皮肤损害可迁延数周或数月，有时会危及生命。

延迟效应则包括辐射致癌（白血病及其他癌症）、遗传病和放射性白内障等，其中辐射致癌与辐射致遗传病为电离辐射的随机效应。

（3）电离辐射导致的法定职业病。《职业病分类和目录》（国卫疾控发〔2013〕48号）第七类为"职业性放射性疾病"，包括外照射急性放射病、外照射慢性放射病、内照射放射病、放射性肿瘤（含矿工高氡暴露所致肺癌）等11类职业性放射性疾病，其中大部分属于早期确定效应（急性照射）引发的疾病，也有延迟不确定和延迟确定效应引发的疾病。此外，《职业病分类和目录》第三类"职业性眼病"包括"放射性白内障"，也属于放射（电离辐射）导致的职业病。

2. 非电离辐射危害

（1）工频及射频辐射危害。工频及射频电磁辐射对人体产生的危害效应分为热效应和非热效应。

1）热效应。热效应即电磁波作用于生物体所致生物体温度升高而出现的效应。热效应的伤害机理是：电磁辐射导致的温度升高是生物体损伤的主要原因之一，目前认为热效应以生物组织热休克、应激反应基因等多种基因表达改变为特点，是由电磁场下水分子和其他一些分子的介质弛豫以及离子的平移运动引起的。热效应也是目前电磁生物效应最重要的确定性效应。

2）非热效应。电磁场辐射的非热效应与热效应的最大区别在于：非热效应无须首先把电磁能量转化为热能再对机体产生作用，而是直接靠电磁能量改变机体特性，且这种特性改变是加热的方式无法实现的。

（2）电磁辐射危害的临床表现

1）神经系统。主要表现为类神经症和植物神经功能紊乱，如头痛、乏力、嗜睡、失眠、多梦、记忆力减退、情绪不稳、手足多汗、脱发等。

2）心血管系统。主要表现心动过缓、血压下降。患者主诉有心悸、心区疼痛或压迫感，心电图检查可有窦性心律不齐、心动过缓、右束支传导阻滞等。

3）眼睛。高频电磁场不影响视力。长期接触高强度微波的工人，可发现眼晶状体点状或小片状混浊，个别可发生白内障。

4）造血系统。接触微波可使外周血白细胞总数暂时性下降，少数人同时伴有血小板减少，脱离后一段时间可恢复。

5）生殖系统。女工常有月经异常，少数男工主诉性功能减退，如睾丸受到微波照射可造成精子数量明显减少。一般脱离照射后多数人都可以恢复。

6）其他。电磁辐射作用于皮肤可产生热作用，照射后体温升高，血浆内皮质酮升高。

3. 红外线危害

红外线的生物效应主要是热效应。红外线易被深色物体所吸收，高强度的红外线使组织坏死、蛋白质凝固。较强的红外线可造成皮肤伤害，其情况与烫伤相似，最初是灼痛，然后是造成烧伤。

红外线对眼睛的伤害主要是高温导致角膜蛋白凝结，晶状体局部混浊引起白内障。通常见于玻璃制造职工和高炉作业人员患白内障。

4. 激光危害

激光对健康的影响主要是它的热效应和光化学效应造成的，可引起机体内某些酶、氨基酸、蛋白质、核酸等活性降低或失活。激光对人体的危害主要是造成眼睛和皮肤的伤害。

其中，激光对皮肤的损害主要是烧伤。深色皮肤较浅色皮肤的吸收率高；皮肤对二氧化碳激光的吸收率高，吸收的能量主要沉积在皮肤浅层；大功率激光可灼伤皮肤或经皮肤使深部器官损伤。

5. 紫外线危害

紫外线对皮肤的危害主要体现在出现晒斑，也存在导致皮肤癌的危险。

紫外线对眼睛的影响主要表现为电光性眼炎，常见于电焊工和电焊辅助工。电光性眼炎是暴露于短波紫外线环境的结果，是最常见的职业性眼病。其早期症状有剧痛、怕光、眼睑痉挛、泪如泉涌。

短波紫外线对眼的伤害还见于沙漠、海面热带地区的工作人员，常称为日光性眼炎（雪盲），其症状与电光性眼炎很相似。

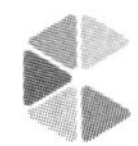 三、辐射危害的影响因素

1. 电离辐射危害的影响因素

影响电离辐射危害的因素有辐射种类、照射剂量、剂量率（照射强度）、照射方式、照射器官组织、照射面积、个体差异等。

（1）辐射种类。不同种类的辐射，在同样的吸收剂量情况下所产生的生物效应并不相同。辐射权重因数表示不同射线在同样辐射强度或剂量情况下造成危害的相对严重程度（见表 7—12）。从该表可以看出，在同样辐射剂量情况下，粒子射线（如 α 射线、中子射线、质子射线）比纯能量射线（X 射线、γ 射线）产生的危害要大数倍乃至数十倍。

表 7—12　各种辐射的辐射权重因数

辐射类型	能量范围	辐射权重因数
α 射线、裂变碎片、重核	—	20
β 射线	所有能量	1
X 射线、γ 射线	所有能量	1
中子射线	<10 keV	5
	10~100 keV	10
	100~2 MeV	20
	2~20 MeV	10
	>20 MeV	5
质子射线	>2 MeV	5

（2）照射剂量。照射剂量与辐射发病概率和严重程度直接相关，表 7—13 为不同照射剂量对人体的损害程度。

表 7—13　不同剂量电离辐射对人体的损害程度

照射剂量/Gy	损害程度
<0. 25	不明显或不易察觉的变化
0. 25~1. 0	可恢复机能变化，可能有血液学的变化
0. 5~1. 0	机能变化，但不伴有临床症状
1. 0~2. 0	轻度骨髓急性放射病
2. 0~4. 0	中度骨髓急性放射病
6. 0~10. 0	重度骨髓急性放射病
10. 0~50. 0	肠型急性放射病
>50. 0	脑型急性放射病

（3）剂量率（照射强度）。所谓剂量率就是单位时间对人体的照射剂量。一般总剂量相同时，剂量率越大，生物效应越显著，但当剂量率达到一定程度时，生物效应与剂量率之间便失去比例关系。在足够小的剂量率条件下，当人体对损伤的恢复能力平衡时，则人体长期受照射而可能无放射损伤。每日 0. 005~0. 05 Gy 的剂量率即使长期大量累积，也不会产生急性或亚急性放射病，仅能发生慢性病变或慢性放射病。当剂量达 0. 05~0. 1 Gy/min 或更高时，则有可能引起急性放射病，而且其严重程度随剂量率增大而加重。

（4）照射方式。照射方式分为内照射和外照射。内照射是指放射性核素进入人体内，由体内放出射线作用于机体；外照射是指辐射源在体外，其射线由体外作用于机体的不同部位或全身。若是兼有内、外两种照射则称为混合照射。

内照射的危害受进入机体内的放射性物质数量多少、放射物质的物理半衰期长短、排出体外快慢以及分布器官的重要性和敏感性有关。外照射粒子射线（如 α 射线、β 射线）的穿透力远不及纯能量射线（X 射线、γ 射线），因此，外照射危害主要来自纯能量射线。此外，对于外照射而言，多向照射比单向照射所引起的损伤严重。

（5）器官组织的放射敏感性。一般的规律是，多细胞生物中分裂旺盛的细胞对电离辐射敏感，代谢旺盛的细胞较不旺盛的细胞敏感，胚胎的及幼稚的细胞较成熟的细胞敏感。人体中对电离辐射高度敏感的组织有：淋巴组织（淋巴细胞和幼稚的淋巴细胞）、胸腺（胸腺细胞）、骨髓组织（幼稚红、粒和巨核细胞）、胃肠上皮（尤其是小肠隐窝上皮细胞）、性腺（睾丸和卵巢的性细胞）、胚胎组织。对电离辐射中度敏感的组织有：感觉器官（角膜、晶状体、结膜）、内皮细胞（主要是血管、血窦和淋巴管内皮细胞）、皮肤上皮（包括毛囊上皮细胞）、唾液腺以及肾、肝、肺组织的上皮细胞。对电离辐射轻度敏感的组织有：中枢神经系统、内分泌腺（包括性腺的内分泌细胞）、心脏。对电离辐射不敏感的组织有：肌肉、软骨和骨组织、结缔组织。

出于辐射防护的目的，为了考虑不同器官或组织对发生辐射随机性效应的不同敏感性，采用了组织辐射危险权重因数，见表 7—14。

表 7—14　　器官或组织辐射危险权重因数

器官或组织	权重因数/W_T	器官或组织	权重因数/W_T
生殖腺	0. 20	肝脏	0. 05
红骨髓	0. 12	食管	0. 05
结肠	0. 12	甲状腺	0. 05
肺	0. 12	皮肤	0. 01
胃	0. 12	骨表面	0. 01
膀胱	0. 05	其余组织	0. 05
乳腺（胸）	0. 05	总计	1. 00

(6) 照射部位与照射面积。身体各部位对射线的敏感性不同。一般认为，在照射剂量和剂量率相同的情况下，全身损伤程度以照射腹部最为严重，其次是盆腔、头部和胸部。对一定的照射剂量，生物效应随照射面积的扩大而增强。

(7) 个体的放射敏感性。总的说来，放射敏感性随着个体发育过程而逐渐降低，胎儿及幼年个体较成年人敏感，男性较女性敏感。个体敏感性同时还受机体内部环境与外界因素的影响。个体敏感性的差异，一般在低剂量时表现比较明显，而大剂量照射时，这种差异并不显著。从事故病例来看，受到 8 Gy 以上的辐射时，一般均可导致死亡，个体差异并不显著。

2. 非电离辐射危害的影响因素

(1) 工频与射频电磁辐射危害影响因素。工频与射频辐射危害的影响因素主要是强度和频率。一般而言，射频辐射的频率越高、波长越短对人危害就越大。微波的危害远比其他电磁波要大。

(2) 红外线危害的影响因素。除了强度因素外，红外线的频率或波长也是影响危害的重要因素。如医用红外线根据波长可分为两类：近红外线与远红外线。远红外线或称长波红外线，波长 4~400 μm，穿透组织深度 3~5 mm，几乎能完全被角膜及房水吸收；近红外线或称短波红外线，波长 0.76~1.5 μm，穿入人体组织较深，约 5~10 mm。白内障的产生与短波红外线的作用有关，波长大于 1.5 μm 的红外线一般不会引起白内障。

(3) 激光危害的影响因素。不同波长的激光对视网膜的伤害阈值不同：500~550 nm的激光对视网膜的伤害最为严重，即阈值较低；400~900 nm 以外的激光对视网膜的伤害阈值则较高。

(4) 紫外线危害的影响因素。紫外线的波长与对人的危害影响密切相关。根据波长，紫外线分为如下三类：

1) A 紫外线 (UVA)：波长位于 0.32~0.40 μm。A 紫外线对我们的影响表现在对合成维生素 D 有促进作用，但过量的 A 紫外线照射会引起光致凝结，抑制免疫系统功能，太少或缺乏 A 紫外线照射又容易患红斑病和白内障。

2) B 紫外线 (UVB)：波长位于 0.28~0.32 μm。B 紫外线对我们的影响表现在使皮肤变红和短期内降低维生素 D 的生成，长期接受可能导致皮肤癌、白内障及抑制免疫系统功能。

3) C 紫外线 (UVC)。波长位于 0.01~0.28 μm，可导致皮肤癌。

在自然界，紫外线对人类的影响主要表现为 A 紫外线和 B 紫外线的综合作用，C 紫外线几乎都被臭氧层所吸收，对我们影响不大。

在生产环境中，物体温度达 1 200℃以上热辐射的电磁波谱中可出现紫外线。随着物体温度的升高，辐射的紫外线频率增高，波长变短，危害性加大。

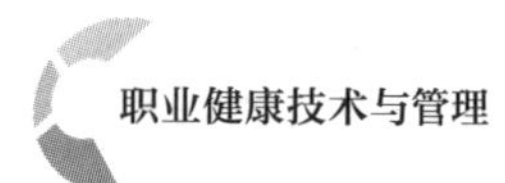

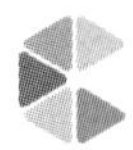

四、电离辐射防护

1. 电离辐射的接触限值

电离辐射防护应满足暴露剂量不超过国家标准接触限值，见表 7—15。

表 7—15　电离辐射个人剂量限值

受照群体	照射部位	剂量限值
职业人员	全身	20 mSv（连续 5 年平均，但其中任何一年≤50 mSv）
	眼晶体	150 mSv
	四肢（手和足）或皮肤年当量剂量	500 mSv
一般公众	全身	1 mSv（5 年均值，单年不超过 5 mSv）
	眼晶体	15 mSv
	皮肤	50 mSv

2. 外照射防护

外照射的防护除控制放射源外，主要从时间、距离和屏蔽 3 个方面进行，称作“外照射防护三原则”。

（1）时间防护是在不影响工作质量的前提下，设法减少人员受照时间。如熟练操作技术，减少不必要的停留时间，几个人轮流操作等。时间防护的基本要求是保证接触辐射人员每年暴露剂量不超过接触限值。

（2）距离防护是在保证效果的前提下，应尽量远离辐射源。实际上，辐射强度或剂量率与距离的平方成反比，距离每增加一倍，辐射的剂量率下降至原来的四分之一。

（3）屏蔽防护是指采用对电离辐射具有较好吸收性能材料对其加以屏蔽，常用的材料有铅和水泥。材料对辐射的屏蔽效果一般用半层值来表示。所谓半层值就是将辐射强度或剂量率屏蔽至原来一半所需的厚度，表 7—16 是铅和混凝土对一些射线的半层值。

表 7—16　铅和混凝土屏蔽材料的半层值

射线类别	射线能量/MeV	半层值/cm	
		混凝土	铅
Ra-226　γ 射线	0.047~2.4	6.90	1.66
Co-60　γ 射线	1.17~1.33	6.20	1.20
Cs-137　γ 射线	0.66	4.80	0.65
Ir-192　γ 射线	0.13~1.06	4.30	0.60
X 射线（50 kV）	—	0.43	—
X 射线（100 kV）	—	1.60	—

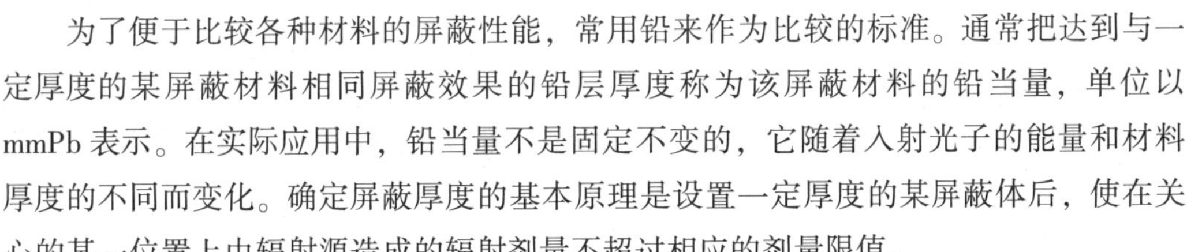
为了便于比较各种材料的屏蔽性能，常用铅来作为比较的标准。通常把达到与一定厚度的某屏蔽材料相同屏蔽效果的铅层厚度称为该屏蔽材料的铅当量，单位以mmPb表示。在实际应用中，铅当量不是固定不变的，它随着入射光子的能量和材料厚度的不同而变化。确定屏蔽厚度的基本原理是设置一定厚度的某屏蔽体后，使在关心的某一位置上由辐射源造成的辐射剂量不超过相应的剂量限值。

3. 内照射防护

内照射防护首先是尽量避免或减少放射性物质进入人体，其次是设法将进入人体的放射性物质尽早排出体外。

对于防止放射性物质进入人体，主要措施有围封隔离、除污保洁和个体防护3个环节：围封隔离是采用与外界隔离的原则，把放射源围封，避免放射性物质对空间和环境造成污染；除污保洁是指对有可能存在放射性物质的工作平台、地面等加强清洗，同时对个人用品及手也要随时清洗，避免放射性物质通过皮肤、消化道乃至呼吸道进入人体；个体防护是采用呼吸防护用品避免放射性物质通过呼吸道进入人体，还要采用工作服、手套等避免人体直接接触环境中的放射性物质，避免放射性物质通过皮肤进入人体。

对于已经进入人体的放射性物质，应服用碘盐等药物加快将其排到体外。

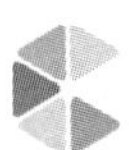

五、非电离辐射防护

1. 工频与射频电磁辐射防护

（1）屏蔽辐射源。用铝铜等金属板或网包围辐射源，以吸收和反射电磁场能量。尽可能屏蔽辐射源所有部分，屏蔽表面应是闭合的，并通过接地装置将吸收的能量变为感应电流引入地下，以防二次辐射。

屏蔽微波设备时，应在金属表面覆盖一层能吸收微波的材料，如生胶和羰基铁的混合物、多孔性生胶和石墨粉的混合物等。

（2）远离辐射源。操作岗位和休息地点应尽可能远离辐射源。各高频设备之间应有一定的距离，特别是一机多用时更应考虑辐射源与操作岗位的合理配置。对难以屏蔽的辐射源，应采用自动或半自动远距离操作。微波设备应尽可能避免在辐射流的正前方操作。安装天线时，要注意操作区是否受到辐射。

（3）个人防护。从事微波作业的人员应配备个人防护用具。对于眼睛可采用防微波护目镜，对头部、躯干可用含铝丝或涂银布料制成防护衣帽。

（4）医疗预防措施。进行就业前和从业中的定期健康检查，重点检查眼晶体、血液系统和男性生殖功能。有明显神经衰弱、心血管系统和内分泌系统疾病的患者，应禁止参加有非电离辐射危险的工作，怀孕和哺乳期妇女以及眼病患者应禁止接触微波辐射。

2. 红外线防护

采用隔热保温层、反射性屏蔽、吸收性屏蔽及穿戴隔热服等进行红外线防护。接触红外辐射的操作者应佩戴护目镜。

3. 激光防护

激光防护首先采用工程控制对激光器或激光加工系统在结构上采取安全措施，如采用防护罩和安全连锁装置，可在移开防护罩时自动关掉激光发生装置。此外，进行激光作业，还应佩戴激光护目镜或激光防护面罩等个人激光防护用品。

4. 紫外线防护

对操作人员应该采取相应的紫外光防护措施，防止皮肤和眼睛受到伤害。这些措施可以是让操作人员戴防紫外光辐射护目镜，穿防紫外光辐射的净化工作服。电焊作业应设动屏障，围住作业区，防止紫外线辐射扩散，严禁探眼直视电弧光等紫外线发射源。

第四节　不良的气候条件危害与防护

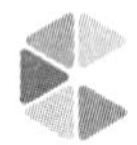

一、高温作业危害与防护

1. 高温作业的概念与接触机会

（1）高温作业的概念。高温作业是指在生产劳动过程中，作业场所平均 WBGT 指数≥25℃的作业。WBGT 指数（Wet Bulb Globe Temperature Index）又称湿球黑球温度，是通过干球温度计、自然湿球温度计、黑球温度计在同一地点分别测得温度的加权代数和。该指数是综合评价人体接触作业环境热负荷的一个基本参量，单位为℃，测试仪器如图 7—8 所示。

WBGT 指数的计算方法如下：

室内作业：$WBGT=0.7t_{nw}+0.3t_g$

室外作业：$WBGT=0.7t_{nw}+0.2t_g+0.1t_a$

式中　t_{nw}——自然湿球温度；

t_g——黑球温度；

t_a——干球温度。

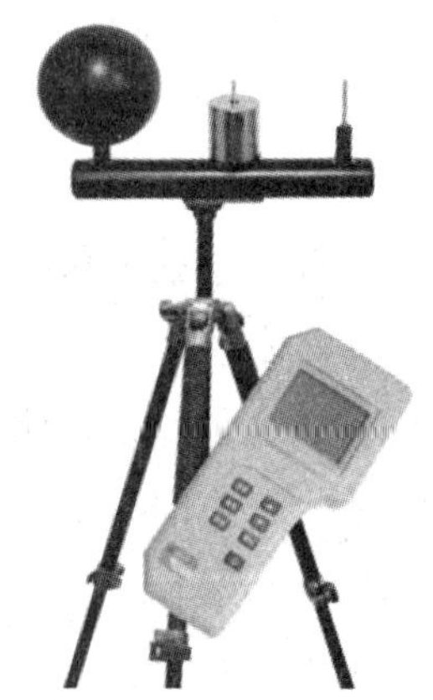

图 7—8　WBGT 指数测量仪

虽然 WBGT 指数最终是以温度单位表示，但该指数实际上间接反映了作业环境的其他因素，包括湿度、热辐射

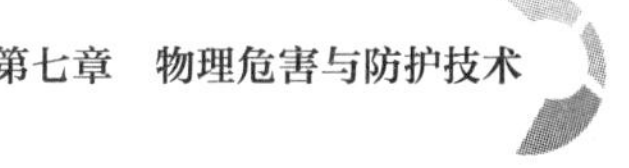

及气流速度。比如，湿球温度反映了环境气流速度及湿度情况，黑球温度体现了作业环境热辐射情况。

（2）高温作业的类别与接触机会。根据其环境特点，高温作业可以分为以下几类：

1）高温强热辐射作业。典型的接触行业有冶金行业，如炼焦、炼铁、炼钢等车间，机械制造工业的铸造车间，玻璃生产加工等，陶瓷、建材工业的炉窑车间，发电厂（热电站）、煤气厂的锅炉间等。

2）高温高湿作业。纺织印染等工厂、井工煤矿的工作面等。

3）夏天露天作业。建筑工地、大型体育竞赛等。

2. 高温作业的危害

高温作业最直接的危害是导致职业性中暑。这是一种由于热平衡和（或）水盐代谢紊乱而引起的以中枢神经系统和（或）心血管障碍为主要表现的急性疾病。

中暑发病进程是热量蓄积致使体温升高，首先摧毁了体温调节机制，进一步过高的体温，超过细胞特别是脑细胞能够耐受的程度，而出现以中枢神经系统为主的功能失调症状，病因不除，会进一步加重造成全身一系列功能障碍，甚至危及生命。

高温作业中暑的先兆有头昏、头痛、口渴、多汗、全身疲乏、心悸、注意力不集中、动作不协调等症状，体温正常或略有升高。随着高温作业时间增长，进一步转化为职业性中暑。

职业性中暑分为“轻症中暑”和“重症中暑”。轻症中暑除中暑先兆的症状加重外，还会出现面色潮红、大量出汗、脉搏加速等表现，体温升高至38.5℃以上。重症中暑可分为热痉挛、热衰竭和热射病三型，也可出现混合型。

热痉挛又称中暑痉挛，是由于大量出汗后口渴而饮水过多，盐分补充不足，使血液中钠、氯浓度降低而引起肌肉痉挛，多发于四肢肌肉及腹肌，伴有肌肉收缩痛，时而发作，时而缓解。患者意识清醒，体温一般正常。

热衰竭又称中暑衰竭，发病原因是高温引起的外周血管扩张和大量失水，造成循环血量减少，颅内供血不足。患者主要临床表现为头昏、头痛、多汗、口渴、恶心、呕吐，继而皮肤湿冷、血压下降、心律紊乱、轻度脱水，体温稍高或正常。

热射病（包括太阳辐射头部引起的日射病）又称中暑性高热，原因是高温环境下大量出汗仍不足以散热或体温调节功能障碍导致出汗减少或汗闭，造成体内热蓄积，体温升至40℃以上。疾病早期表现为大量出汗，继之“无汗”，可伴有皮肤干热、抽搐、呼吸加速、脉搏加快、血压下降、昏迷等表现，重症患者可有肝肾功能异常等。热射病是中暑最严重的一种，病情危重，患者死亡率高达50%~70%。

3. 高温作业的防护

（1）高温作业职业接触限值。高温作业接触限值是在考虑接触时间率和劳动强度的前提下对作业环境的WBGT指数加以限制，见表7—17。

表 7—17　　　　工作场所不同体力劳动强度 WBGT 限值/℃

接触时间率/%	体力劳动强度			
	Ⅰ	Ⅱ	Ⅲ	Ⅳ
100	30	28	26	25
75	31	29	28	26
50	32	30	29	28
25	33	32	31	30

（2）高温作业防护措施。应优先采用先进的生产工艺、技术和原材料，工艺流程的设计宜使操作人员远离热源，同时根据其具体条件采取必要的隔热、通风、降温等措施，消除高温职业危害。对于工艺、技术和原材料达不到要求的，应根据生产工艺、技术、原材料特性以及自然条件，通过采取工程控制措施和必要的组织措施，如减少生产过程中的热和水蒸气释放，屏蔽热辐射源，加强通风，减少劳动时间，改善作业方式等，使室内和露天作业地点 WBGT 指数符合相关标准的要求。对于劳动者室内和露天作业 WBGT 指数不符合标准要求的，应根据实际接触情况采取有效的个人防护措施。

1）自然通风措施

①应根据夏季主导风向设计高温作业厂房的朝向，使厂房能形成穿堂风或能增加自然通风的风压。高温作业厂房平面布置呈“L”形、“П”形或“Ш”形的，其开口部分宜位于夏季主导风向的迎风面。

②高温作业厂房宜设有避风的天窗，天窗和侧窗宜便于开关和清扫。

③夏季自然通风用的进气窗的下端距地面不宜>1.2 m，以便空气直接吹向工作地点；冬季需要自然通风时，应对通风设计方案进行技术经济比较，并根据热平衡的原则合理确定热风补偿系统容量，进气窗下端一般不宜<4 m；若<4 m 时，宜采取防止冷风吹向工作地点的有效措施。

④以自然通风为主的高温作业厂房应有足够的进、排风面积。产生大量热、湿气，有害气体的单层厂房的附属建筑物占用该厂房外墙的长度不得超过外墙全长的 30%，且不宜设在厂房的迎风面。

⑤产生大量热或逸出有害物质的车间，在平面布置上应以其最长边作为外墙。若四周均为内墙时，应采取向室内送入清洁空气的措施。

⑥热源应尽量布置在车间外面；采用热压为主的自然通风时，热源应尽量布置在天窗的下方；采用穿堂风为主的自然通风时，热源应尽量布置在夏季主导风向的下风侧；热源布置应便于采用各种有效的隔热及降温措施。

⑦车间内发热设备设置应按车间气流具体情况确定，一般宜在操作岗位夏季主导

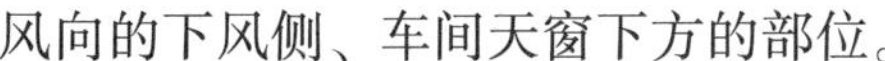
风向的下风侧、车间天窗下方的部位。

⑧高温、强热辐射作业，应根据工艺、供水和室内微小气候等条件采用有效的隔热措施，如水幕、隔热水箱或隔热屏等。工作人员经常停留或靠近的高温地面或高温壁板，其表面平均温度不应>40℃，瞬间最高温度也不宜>60℃。

⑨当高温作业时间较长，工作地点的热环境参数达不到卫生要求时，应采取降温措施。

2）局部送风措施。高温作业地点采用局部送风降温措施时，带有水雾的气流达到工作地点的风速应控制在3~5 m/s，雾滴直径应小于100 μm；不带水雾的气流到达工作地点的风速，轻作业应控制在2~3 m/s，重作业应控制在4~6 m/s。

3）个体防护。供给饮料和补充营养，暑季供应含盐的清凉饮料是有特殊意义的保健措施。在炎热季节对高温作业工种的工人应供应含盐清凉饮料（含盐量为0.1%~0.2%），饮料水温不宜高于15℃。

对于高温强辐射作业使用隔热服、隔热面罩等个人防护用品。

4）职业禁忌证筛查。心血管系统器质性疾病、血管舒缩调节机能不全、持久性高血压、溃疡病、活动性肺结核、肺气肿、肝肾疾病、明显的内分泌疾病（如甲状腺功能亢进）、中枢神经系统器质性疾病、过敏性皮肤疤痕患者、重病后恢复期及体弱者，均不宜从事高温作业。

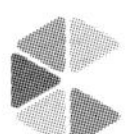

二、低温作业危害与防护

1. 低温作业的定义及接触机会

根据国家标准《低温作业分级》（GB/T 14440）的规定，作业人员在生产劳动过程中，其工作地点平均气温等于或低于5℃的作业即为低温作业。

冬季寒冷地区从事露天或野外的作业，如建筑施工、电力输变电线路施工与维护、装卸、地质勘探、农业、渔业、野外考察等；江河与水库的水上水下作业、水厂的水管爆裂抢修作业、海面的水上及水下作业；以及在室内因条件限制或其他原因而无采暖的作业，如冷库、酿造业的地窖等。这类低温作业的特点是没有季节性。

2. 低温作业的危害

低温作业首先会影响人的正常操作能力，导致工效下降甚至事故。在常温下裸手皮肤温一般为29~30℃，当手皮肤温降到15℃时，手操作功能将受到影响；降至10~12℃时，触觉敏感度明显下降；降到4~5℃时，几乎可完全失去触（知）觉。一般裸手皮肤温度保持在20℃以上，手操作功能才能基本保持正常。

低温首先会使裸露的皮肤温度下降，随着时间的延长、强度的加大，皮肤温度逐渐降低，开始出现潮红，继之出现冷、胀、麻、痛等症状，以及皮肤感觉逐渐减弱，严重时可出现冻伤。冻伤已被列入我国职业病分类与目录，成为法定职业病之一。

全身机体受冷后，首先是毛细血管收缩，皮肤血流量减少，导致皮肤温度与环境气温的温差减少，有利于减少机体散热量，这是一种保护性反应。但由于末梢血管收缩，也可使血压升高，容易引起高血压患者发生脑出血的意外，这也是寒冷地区脑中风发生率较高的原因之一。

在冷热温差较大的环境中作业（如冷藏作业）能破坏人体与正常季节性变化的适应关系。因此，从业人员易产生疲劳、倦怠、感冒、手脚发麻发酸、牙痛、尿频等症状（类似所谓的夏季空调病症状）。寒冷也是导致雷诺氏症候群、末梢性面神经麻痹（口斜、眼角下垂）的诱发因素之一。

低温也可产生冷过敏效应，引起过敏性荨麻疹。据国外一些调查资料，在肉加工厂冷库（-3℃）作业工人冷过敏发生率为27%，冷荨麻疹多发生在受冷 30 min 至 4 h 之间。冷过敏性荨麻疹有先天性（遗传）和后天性之分：先天性冷荨麻疹特点是皮肤表面没有膨疹，体温升高，白细胞增多并伴有关节痛；后天性冷荨麻疹约占冷荨麻疹发病数的67%，一般是接触寒冷 12 min 后发病，可能出现慢性膨疹，与先天性不同，一般没有全身性症状。

3. 低温作业防护

低温作业环境应尽可能实现自动化、机械化，避免或减少人员低温作业；控制低温作业时间；在冬季寒冷作业场所，要有防寒采暖设备，露天作业要设防风棚、取暖棚；应选用导热系数小、吸湿性小、透气性好的材料做防寒服装。工作时，作业人员必须穿戴好防寒服、鞋、帽、手套等保暖用品；防寒衣物要避免潮湿，手脚不能缚得太紧，以免影响局部血液循环；冷库附近要设置更衣室、休息室，保证作业工人有足够的休息次数和休息时间，有条件的最好让作业后的工人进行热水浴。

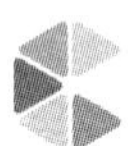

三、高气压作业危害及防护

1. 高气压作业的接触机会

高气压作业是指在高于大气压环境中作业的过程。常见的高气压作业接触环境有：

（1）潜水作业。水下施工、打捞沉船或海底救护需要潜水作业。

（2）潜函作业。潜函作业是指在地下水位以下潜函内的作业。如建桥墩时，将潜函逐渐下沉，到一定深度时需要通入等于或大于水下压力的空气，以保证水不至于进入潜函内。

（3）其他。如临床上的加压治疗舱和高压氧舱、气象学上高气压科学研究舱的作业。

2. 高气压作业的职业危害

高气压作业主要危害是导致减压病。减压病是由于高气压作业后减压不当，体内原已溶解的气体超过了过饱和界限，在血管内外及组织中形成气泡所致的全身性疾病。减压病分为急性和慢性两种：急性减压病发生在减压过程中或发生在减压后短时间内；慢性减压病表现为减压性骨坏死，为缓慢演变的缺血性骨或骨关节损害，可以在停止高气压作业后数年内发病。

（1）急性减压病

1）轻度。皮肤表现如痛、痒、丘疹、大理石样斑纹、皮下出血、浮肿等。

2）中度。主要发生于四肢大关节及其附近的肌肉骨关节痛。

3）重度。人体系统有下列情况之一者为重度：

①神经系统。站立或步行困难、偏瘫、截瘫、大小便障碍、视觉障碍、听觉障碍、前庭功能紊乱、昏迷等。

②循环系统。虚脱、休克等。

③呼吸系统。胸骨后吸气痛及呼吸困难等。

④消化系统。恶心、呕吐、急性上腹部绞痛及腹泻等。

（2）减压性骨坏死。根据骨骼 X 射线改变分期，其中Ⅲ期最为严重，患病关节有局部疼痛和活动障碍。

3. 高气压作业危害预防

（1）技术革新。建桥墩时，采取管柱钻孔法代替沉箱，使工人可在水面上工作而不必进入高压环境。

（2）遵守安全操作规程。暴露异常气压后，须遵守安全减压时间表逐步返回正常气压状态，目前多采用阶段减压法。切实遵守高压环境工作操作规则，严格按正确选择的减压方法和方案减压，切实防止气泡形成的可能，是预防减压病的根本方法。

（3）加强健康监护，排除禁忌证。为了预防减压病的发生，从事高压环境的工作人员必须严格把好体检关，有下述情况者不能参加高压环境工作：上呼吸道慢性炎症、鼓膜破裂、慢性肺部疾患、心脏病、癫痫、严重听觉或视觉功能不良、糖尿病、精神病、疝气等。

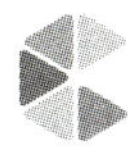

四、低气压作业危害及防护

1. 低气压作业的接触机会

低压作业一般指在海拔 3 000 m 以上低气压环境所进行的作业。低气压作业分为高山高原作业和航空作业两种。

高山高原作业包括高原修建公路、铁路和开凿矿山、高山探险、勘测、行军、登山等；航空作业包括航空飞行，宇宙航行，航空测量、摄影等。

2. 低气压作业危害

（1）高山高原低气压作业危害。低气压对人体的主要影响是空气中的氧分压降低导致人体缺氧，从而引起一系列反应，并且这种缺氧及反应随着海拔高度的增加而加重。

一般在海拔 3 000 m 以内，大多数人对缺氧的程度还可耐受，不致出现明显的症状，被称为无明显变化范围；海拔 3 000~4 000 m，少数人出现较明显的反应，如呼吸、循环机能亢进，被称为代偿范围；4 500~6 000 m，多数人呈现各种机能障碍，被称为障碍范围；6 000~7 000 m，缺氧症状严重，被称为危险范围；7 000 m 以上，有生命危险，被称为致死范围。人体在低气压环境中对缺氧不能适应时所出现的一切急、慢性反应性临床症状通称为高山病，如高原反应症、高原肺水肿、高原昏迷、高原心脏病、高原血压异常（高血压、低血压、低脉压）、高原红细胞增多症、混合型高原反应症（多表现为高原红细胞增多症、高原心脏病和高原高血压同时存在的混合型）。

（2）航空作业职业危害。航空作业可导致职业性航空病，是我国法定职业病之一。该类职业病包括由于航空飞行环境气压变化所引起的航空性中耳炎、变压性鼻窦炎、变压性眩晕、高空减压病、肺气压伤 5 种疾病。

1）航空性中耳炎。航空性中耳炎是在飞机下降时出现的一种中耳气压损伤，是飞机由高空向下降落时，因外界气压增大压迫耳道的鼓膜内移所造成。故其主要表现是耳内不适、双耳胀闷或胀痛、耳鸣、眩晕。其严重程度可分为轻度、中度和重度三级。

2）变压性鼻窦炎。变压性鼻窦炎主要症状为在飞行下滑时鼻窦区有剧烈疼痛，并可有反射性偏头痛、眼球胀痛、鼻分泌物增多或带血，严重时伴有流泪、眼结膜充血。

3）变压性眩晕。变压性眩晕是在飞行中产生的各种加速度（包括直线加速度）所致。在一般飞行条件下，前庭器官对于加速度引起的较小机械刺激并无明显反应。当加速度过大，或持续时间过长，或反复出现时，就会因累积效应形成过强刺激，特别是在转动系统中出现的惯性力，均可能超过前庭器官的耐受阈限而引起眩晕。变压性眩晕的主要症状是恶心、脸色苍白、出冷汗、呕吐等，可伴随唾液增多、头晕、头痛、发热和困倦等，症状多少和轻重程度与个体敏感性有关。

4）高空减压病。高空减压病是由于飞行过程中减压或降压过快而致，其危害症状与高压作业急性减压病相似。

5）肺气压伤。肺气压伤是指肺内压比外界压过高或过低，造成肺组织和肺血管撕裂，致使气体进入血管和相邻部位，产生气泡栓塞和气肿压迫等造成的疾病。

3. 低气压作业危害防护

（1）高山高原作业危害防护。在高原、高山低气压作业环境开展作业时，要控制劳动强度与劳动时间，避免长时间、高强度劳动对人体产生的危害。发现高山高原病症状要及时采取休息及治疗措施。

（2）职业性航空病预防措施主要包括：

1）就业前体检筛查。各类航空人员应按照有关标准进行体检合格后方可以上岗，

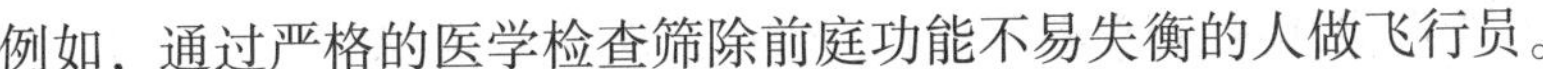

例如，通过严格的医学检查筛除前庭功能不易失衡的人做飞行员。

2）加强个人防护，普及航空病预防知识。例如，配备必要的个人防护用具，养成良好的生活习惯；保证飞行员合理的营养和充足的睡眠；合理使用预防疲劳、预防变压性眩晕的药物；张嘴、咀嚼和吞咽是预防航空性中耳炎的最有效办法，也是轻松简便的措施。

3）加强医学监护，及时发现病人及时处理。

复习思考题

1. 噪声有哪些分类方法？

2. 分别说明隔声、吸声、消声的降噪量范围。

3. 什么是电离辐射和非电离辐射？生产作业中哪些辐射属于电离辐射，哪些辐射属于非电离辐射？

4. 什么是射频辐射的热效应和非热效应？

5. 电离辐射内照射和外照射的防护措施有哪些？

6. 简述重症中暑的分类以及各类重症中暑的特征特点。

7. 高温作业应采取哪些措施防止中暑？

8. 减压导致的慢性疾病是什么？根据严重程度该疾病分为几期？

技能实训七：噪声的测量与评价

一、实训目标

1. 掌握噪声定点采样检测与个体采样检测方法。

2. 能够对作业人员噪声暴露是否符合国家标准做出评价。

二、任务描述

1. 分别用个体采样声级计和定点采样声级计对作业人员进行噪声暴露检测。

2. 将检测结果按每天 8 h 规格化时间进行平均，然后与国家噪声接触限值进行比较，判断是否符合噪声卫生标准。

3. 对比两种检测评价方法的优缺点。

三、任务准备

准备具有等效连续 A 声级测量功能的定点采样声级计和个体采样声级计。

四、知识要点

1. 定点采样检测

定点采样检测关键是获得两方面数据：一是一天当中作业人员实际接触噪声的时

间 T（单位：h）；二是获得实际接触噪声时间 T 内的等效连续 A 声级 $L_{Aeq(T)}$。对于稳态噪声，可用短时间（如 15 min）的测量结果来代替实际接触噪声时间内的等效连续 A 声级；对于非稳态噪声，声级计要在实际接触噪声时间内一直进行测量。

获得以上测量数据后，要把实际接触噪声时间内的等效连续 A 声级 $L_{Aeq(T)}$ 折算成 8 h（T_0）等效连续 A 声级 $L_{Aeq(8\,h)}$，即所谓按规格化时间进行平均。具体计算方法如下：

$$L_{Aeq(8\,h)}=L_{Aeq(T)}+10\lg\frac{T}{T_0}=L_{Aeq(T)}+10\lg\frac{T}{8}$$

2. 个体采样检测

作业人员上班后开始佩戴个体采样声级计，直至下班离开厂区前，期间声级计一直处于测量状态。之后记录实际佩戴时间 T（其中也包括了休息或加班时间）以及在佩戴期间内测定的等效连续 A 声级 $L_{Aeq(T)}$，然后同样按照上式对测量结果按 8 h 规格化时间进行等效平均。

五、实训过程

1. 选定噪声作业人员，并在其上班开始为其佩戴个体采样声级计。

2. 然后在该噪声作业人员岗位旁用三脚架设置定点采样声级计，并测量其在岗时的等效连续 A 声级。

3. 将两种采样方法测得的数据按 8 h 规格化时间平均，然后与噪声接触限值 85 dB（A）进行比较，判断是否符合卫生标准。

4. 对比两种检测评价方法结果，找出差别原因，指出哪种测量方法更科学合理。

六、注意事项

仅仅记录作业人员实际接触噪声的时间会直接影响噪声评价结果，因此不能只是关注声级计本身给出的数据，而忽略实际噪声接触时间的重要性。

七、总结与思考

从检测的方便程度与检测结果的科学合理性两个方面，比较噪声的定点采样检测和个体采样检测的优缺点。

第八章

企业职业健康管理制度编制

本章学习目标

★ 知识点：

1. 职业健康制度编制的具体要求；
2. 职业健康制度的编写要点；
3. 职业健康管理各项制度的主要内容。

★ 技能点：

熟悉作业场所职业健康制度编写。

第一节　职业健康制度编制的具体要求

职业健康制度和操作规程是企业管理者和职工共同遵守的行为规范，是消除或降低职业病危害因素对职工健康影响的管理手段和技术保障措施，也是避免职业病危害事故的重要环节和基础工作。

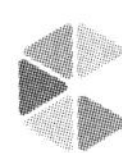

一、职业健康的具体制度

2012 年 6 月 1 日施行的《工作场所职业卫生监督管理规定》（国家安全生产监督管理总局令第 47 号）规定，存在职业病危害的用人单位应当制定职业病危害防治计划和实施方案，建立、健全职业卫生管理制度和操作规程，主要内容包括：

（1）职业病危害防治责任制度。

（2）职业病危害警示与告知制度。

（3）职业病危害项目申报制度。

（4）职业病防治宣传教育培训制度。

（5）职业病防护设施维护检修制度。

（6）职业病防护用品管理制度。

（7）职业病危害监测及评价管理制度。

（8）建设项目职业卫生“三同时”管理制度。

（9）劳动者职业健康监护及其档案管理制度。

（10）职业病危害事故处置与报告制度。

（11）职业病危害应急救援与管理制度。

（12）岗位职业卫生操作规程。

（13）法律、法规、规章规定的其他职业病防治制度。

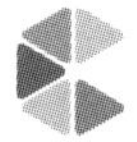

二、职业健康制度的具体要求

1. 职业病危害防治责任制度

《职业病防治法》第五条规定，用人单位应当建立、健全职业病防治责任制，加强对职业病防治的管理，提高职业病防治水平，对本单位产生的职业病危害承担责任。

职业危害防治责任制度是指企业内部按照法定代表人（或负责人）总负责，部门分工负责和岗位各负其责而建立的一种责任体系和责任保证制度。

企业法定代表人是本企业的安全生产第一责任人，必须依法履行职业健康安全第一责任人的责任，认真落实法定责任和义务，保护从业人员的职业健康权益。要建立、健全职业危害防治责任制，将责任层层落实到单位的各级负责人员、各职能部门及各个岗位的工作人员；要通过明确单位职业卫生管理机构和专（兼）职管理人员，建立、健全以责任制为核心的职业卫生管理网络和管理制度；要根据本单位的实际情况，结合不同职业危害的作业场所和不同的职业危害防治岗位，建立、健全职业危害防治责任制度。

2. 职业病危害警示与告知制度

用人单位履行职业病危害告知义务，是劳动者实现职业卫生知情权的前提条件，只有用人单位充分告知职业病危害，劳动者才有可能真正享有知情权。职工职业卫生知情权的范围很广，与生命健康权有着密切的联系，贯穿职工从事存在职业危害工作的整个过程，包括对作业场所作业环境、原材料、生产设备等有可能产生的职业病危害因素，对职业病危害因素的性质、危害后果及防护措施、职业卫生检查结果、个人防护用品使用与维护等知识。

产生职业危害的用人单位除通过岗前职业卫生知识培训、签订劳动合同等方式，告知劳动者工作过程中可能产生的职业病危害及其后果、职业病防护措施和待遇外，还应在醒目位置设置公告栏，公布有关职业卫生管理的规章制度、操作规程、职业病危害事故应急救援措施和工作场所职业病危害因素检测结果；在存在或者产生职业病

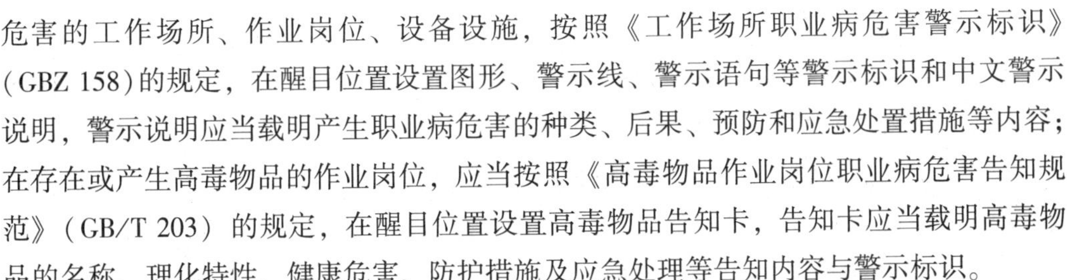

危害的工作场所、作业岗位、设备设施，按照《工作场所职业病危害警示标识》(GBZ 158)的规定，在醒目位置设置图形、警示线、警示语句等警示标识和中文警示说明，警示说明应当载明产生职业病危害的种类、后果、预防和应急处置措施等内容；在存在或产生高毒物品的作业岗位，应当按照《高毒物品作业岗位职业病危害告知规范》（GB/T 203）的规定，在醒目位置设置高毒物品告知卡，告知卡应当载明高毒物品的名称、理化特性、健康危害、防护措施及应急处理等告知内容与警示标识。

3. 职业病危害项目申报制度

用人单位工作场所存在职业病目录所列职业病的危害因素的，应当按照《职业病危害项目申报办法》（国家安全生产监督管理总局令第 48 号）的规定，及时、如实向所在地安全生产监督管理部门申报职业病危害项目，并接受安全生产监督管理部门的监督检查。

职业危害申报是企业必须履行的法定义务，也是安全生产监督管理部门履行职业健康监管职责的重要内容。开展职业危害申报有助于引导企业掌握本单位的职业危害情况，做好防控工作，也有助于安全生产监督管理部门掌握辖区内职业危害的分布情况，有针对性地开展监管工作。企业应建立职业危害申报制度，并按制度的要求科学、规范地开展申报工作。

4. 职业病防治宣传教育培训制度

职业病防治教育培训对于提高企业负责人和职工的职业健康知识水平、职业危害防治意识和能力、预防和控制职业危害的自觉性具有十分重要的意义。企业要加大对从业人员职业安全健康的教育培训力度，要采取多种宣传教育形式在企业普及职业病防治法律法规和职业危害防护的知识，切实增强从业人员防治职业病的法制观念和自我保护的能力，使从业人员知法、守法、知防、会防，在企业营造良好的职业安全健康氛围。

用人单位的主要负责人和职业卫生管理人员应当具备与本单位所从事的生产经营活动相适应的职业卫生知识和管理能力，并接受职业卫生培训。用人单位主要负责人、职业卫生管理人员的职业卫生培训，应当包括下列主要内容：职业卫生相关法律、法规、规章和国家职业卫生标准；职业病危害预防和控制的基本知识；职业卫生管理相关知识等。

用人单位应当对劳动者进行上岗前的职业卫生培训和在岗期间的定期职业卫生培训，普及职业卫生知识，督促劳动者遵守职业病防治法律、法规、规章和操作规程，指导劳动者正确使用职业病防护设施和个人使用的职业病防护用品。

用人单位应当对职业病危害严重的岗位的劳动者进行专门的职业卫生培训，经培训合格方可上岗作业。因为变更工艺、技术、设备、材料，或者岗位调整导致劳动者接触的职业病危害因素发生变化的，用人单位应当重新对劳动者进行上岗前的职业卫

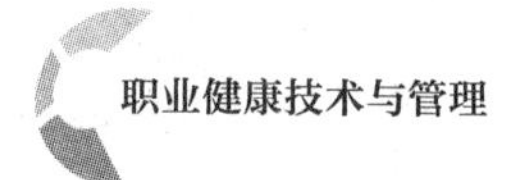

生培训。

劳动者应当学习和掌握相关的职业卫生知识，增强职业病防范意识，遵守职业病防治法律、法规、规章和操作规程，正确使用、维护职业病防护设备和个人使用的职业病防护用品，发现职业病危害事故隐患应当及时报告。劳动者不履行上述规定义务的，用人单位应当对其进行教育。

5. 职业病防护设施维护检修制度

职业病防护设施是指以控制或者消除生产过程中产生的职业病危害因素为目的，采用通风净化系统或者采用吸除、阻隔等设施以阻止职业病危害因素对劳动者健康影响的装置和设备。为加强职业病防护设施、设备的管理工作，避免和减少职业卫生事故的发生，从而控制或者消除生产过程中产生的职业病危害因素，企业应当制定职业危害防护设施维护检修制度。企业应当对职业病防护设施进行经常性的维修、检修和保养，定期检测其性能和效果，确保其处于正常状态，不得擅自拆除或者停止使用。

6. 职业病防护用品管理制度

职业病防护用品是指职工在职业活动中个人随身穿（佩）戴的特殊用品，这些用品能消除或减轻职业病危害因素对职工健康的影响，如防护帽、防护服、防护手套、防护眼镜、防护口（面）罩、防护耳罩（塞）、呼吸防护器和皮肤防护用品等。职业病防护用品是预防职业危害的最后一道防线，企业必须在完善职业安全健康防护设施和技术措施的同时，为接触不同职业病危害因素的员工配备符合防护要求的职业病防护用品。企业应当为职工提供符合国家职业卫生标准的职业病防护用品，并督促、教育、指导劳动者按照使用规则正确佩戴、使用，不得以发放钱物代替发放职业病防护用品。企业应当对职业病防护用品进行经常性的维护、保养，确保防护用品有效，不得使用不符合国家职业卫生标准或者已经失效的职业病防护用品。

7. 职业病危害监测及评价管理制度

存在职业病危害的用人单位，应当实施由专人负责的工作场所职业病危害因素日常监测，确保监测系统处于正常工作状态。及时了解、掌握工作场所职业病危害因素的浓度或强度，早期发现职业病危害，及时采取防护措施，消除或减少职业病危害因素对劳动者健康的影响，是职业病预防中的关键环节。只有通过日常监测，企业才能及时了解、掌握工作场所职业病危害因素的浓度或强度。企业应当依据行政法规的要求，根据工作场所职业病危害因素的类别，确定日常监测点、监测项目、监测方法和监测频率（次），并建立监测系统，建立监测仪器设备使用管理制度和监测结果统计公布报告制度等，设立专人负责监测的实施和管理，对主要职业病危害因素进行动态观察，及时发现、处理职业病危害隐患。企业应当切实落实有关监测管理制度，确保监测系统时刻处于正常运行状态。

存在职业病危害的用人单位，应当委托具有相应资质的职业卫生技术服务机构，每年至少进行一次职业病危害因素检测。职业病危害严重的用人单位，还应当每3年至少进行1次职业病危害现状评价。检测、评价结果应当存入本单位职业卫生档案，并向安全生产监督管理部门报告，向劳动者公布。用人单位在日常的职业病危害监测或者定期检测、现状评价过程中，发现工作场所职业病危害因素不符合国家职业卫生标准和卫生要求时，应当立即采取相应的治理措施，确保其符合职业卫生环境和条件的要求，仍然达不到国家职业卫生标准和卫生要求的，必须停止存在职业病危害因素的作业。职业病危害因素经治理后，符合国家职业卫生标准和卫生要求的，方可重新作业。

8. 建设项目职业卫生“三同时”管理制度

新建、改建、扩建的工程建设项目和技术改造、技术引进项目（以下统称建设项目）可能产生职业病危害的，建设单位应当按照《建设项目职业病防护设施“三同时”监督管理办法》（国家安全生产监督管理总局令第90号）的规定，向安全生产监督管理部门申请备案、审核、审查和竣工验收。

建设项目职业卫生“三同时”是指建设项目的职业病防护设施所需费用应当纳入建设项目工程预算，并与主体工程同时设计，同时施工，同时投入生产和使用。

职业病危害严重的建设项目的防护设施设计，应当经安全生产监督管理部门审查，符合国家职业卫生标准和卫生要求的，方可施工。

建设项目在竣工验收前，建设单位应当进行职业病危害控制效果评价。建设项目竣工验收时，其职业病防护设施经安全生产监督管理部门验收合格后，方可投入正式生产和使用。

9. 劳动者职业健康监护及其档案管理制度

对从事接触职业病危害因素作业的劳动者，用人单位应当按照《用人单位职业健康监护监督管理办法》（国家安全生产监督管理总局令第49号）、《放射工作人员职业健康管理办法》（卫生部令第55号）、《职业健康监护技术规范》（GBZ 188）、《放射工作人员职业健康监护技术规范》（GBZ 235）等有关规定组织上岗前、在岗期间、离岗时的职业健康检查并承担职业健康检查费用，将检查结果书面如实告知劳动者。

用人单位应当为劳动者建立职业健康监护档案，并按照规定的期限妥善保存。职业健康监护档案应当包括劳动者的职业史，职业病危害接触史，职业健康检查结果、处理结果和职业病诊疗等有关个人的健康资料。劳动者离开用人单位时，有权索取本人职业健康监护档案复印件，用人单位应当如实、无偿提供，并在所提供的复印件上签章。若劳动者健康出现损害需要进行职业病诊断、鉴定的，用人单位应当如实提供职业病诊断、鉴定所需的劳动者职业史和职业病危害接触史、工作场所职业病危害因素检测结果等资料。

10. 职业病危害事故处置与报告制度

用人单位发生职业病危害事故，应当及时向所在地安全生产监督管理部门和有关部门报告，并采取有效措施，减少或者消除职业病危害因素，防止事故扩大。对遭受或者可能遭受急性职业病危害的劳动者，用人单位应当及时组织救治、进行健康检查和医学观察，并承担所需费用。

用人单位不得故意破坏事故现场、毁灭有关证据，不得迟报、漏报、谎报或者瞒报职业病危害事故。

11. 职业病危害应急救援与管理制度

应急救援的主要目标是对突发事故做出预警，控制事故灾害的发生与扩大，开展有效救援，减少损失和迅速恢复正常生产状态。为尽可能降低事故的后果及影响，减少事故所导致的损失，要求应急救援行动必须做到迅速、准确和有效。

尽管职业危害事故的发生具有突发性和偶然性，但事故的应急管理不能仅限于事故发生后的应急救援行动。应急管理是对职业危害事故的全过程管理，贯穿于事故发生前、中、后的各个过程，充分体现“预防为主、常备不懈”的应急思想。应急管理是一个动态的过程，包括预防、准备、响应和恢复4个阶段。

12. 岗位职业卫生操作规程

在职业卫生操作规程中，首先要明确岗位及性质，其次明确各岗位存在的职业病危害因素、产生原因、防护措施、应急处置措施、本岗位安全操作程序和维护注意事项等。在编写职业卫生操作规程时，应首先搜集相关资料，以保证编写的完整性、科学性。一般来讲，在编写前至少应获取到设备说明书、危险化学品安全技术说明书（MSDS）、行业的职业安全健康管理规程或行业规范、相关企业的事故案例等方面的资料。

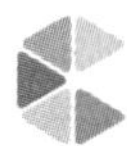

三、职业健康制度的编写要点

1. 职业病危害防治责任制度编写要点

（1）明确职业病危害防治责任制度的目的、依据。

（2）明确将职业病危害防治工作纳入用人单位主要负责人的目标管理责任制中。

（3）明确职业病危害防治相关部门和人员的职责。

2. 职业病危害警示与告知制度编写要点

（1）明确职业病危害警示与告知制度的目的、依据。

（2）明确对从业人员职业病危害警示与告知的范围。

（3）明确对从业人员职业病危害警示与告知的形式及要求。

（4）明确职业病危害如实告知的内容，包括：工作过程中可能产生的职业病危害及其后果，职业病危害防护措施，待遇和上岗前、在岗期间和离岗时的职业卫生检查结果等。

3. 职业病危害项目申报制度编写要点

（1）明确职业病危害项目申报制度的目的、依据。

（2）确定职业病危害项目申报工作的负责部门、责任人。

（3）详细编写职业病危害项目申报的具体内容：职业病危害的场所、人员、使用原材料、工艺流程、可能产生或存在的职业病危害因素等。

（4）明确申报的部门、时间及备档有关要求。

4. 职业病防治宣传教育培训制度编写要点

（1）明确职业病防治宣传教育培训制度的目的、依据。

（2）确定职业病防治宣传教育培训工作的负责部门、责任人。

（3）明确职业病防治宣传教育培训内容。

（4）明确职业病防治宣传教育培训人员范围、教育培训时间、全年教育培训累计时间。

（5）明确职业病防治宣传教育培训不合格人员再培训要求。

（6）确定职业病防治宣传教育培训档案的内容及保存备档期限。

5. 职业病防护设施维护检修制度编写要点

（1）明确职业病防护设施管理制度的目的、依据。

（2）确定职业病防护设施管理工作的负责部门、责任人。

（3）明确职业病防护设施名称、所在场所及部位。

（4）明确职业病防护设施专职维护检修人员。

（5）明确职业病防护设施的性能、可能产生的职业病危害、安全操作和维护检修注意事项。

（6）明确职业病防护设施的维护检修周期。

（7）明确职业病防护设施发生故障的临时措施和上报有关事项。

6. 职业病防护用品管理制度编写要点

（1）明确职业病防护用品管理制度的目的、依据。

（2）确定职业病防护用品管理工作的负责部门、责任人。

（3）按照职业病危害场所、岗位及工序，明确职业病防护用品的种类、规格、型号。

（4）明确职业病防护用品的有效使用期限。

（5）明确购买职业病防护用品的单位。

（6）明确职业病防护用品购买后的验收标准、储存标准、发放标准、领用标准、使用标准和日常穿戴检查、处理标准。

7. 职业病危害检测及评价管理制度编写要点

（1）明确职业病危害日常检测及评价管理制度的目的、依据。

（2）确定职业病危害日常检测及评价管理的负责部门、责任人。

（3）明确职业病危害因素的检测人员、检测场所、检测周期、检测标准和依据、检测内容、检测设备、检测方法和检测要求、上报要求、备档要求。

（4）明确对职业病危害因素检测后的评价分析、评价结果、预防和整改及治理措施、上报内容及时限。

（5）明确作业场所职业病危害因素检测结果公布地点及事宜。

8. 建设项目职业卫生“三同时”管理制度编写要点

（1）明确职业卫生“三同时”管理制度的目的、依据。

（2）明确职业卫生“三同时”工作的内容。

（3）明确职业卫生“三同时”工作实行分类监督管理。

9. 劳动者职业健康监护及其档案管理制度编写要点

（1）明确劳动者职业卫生监护档案管理制度的目的、依据。

（2）明确劳动者职业卫生监护档案工作的负责部门、责任人。

（3）明确劳动者职业卫生监护档案的文件、资料及有关记录。

（4）按照规定明确劳动者职业卫生监护档案妥善留档保存期限。

（5）明确劳动者离开生产经营单位时，索取本人职业卫生监护档案的有关规定。

10. 职业病危害事故处置与报告制度编写要点

（1）明确制定职业病危害事故处置与报告制度的目的、依据。

（2）明确职业病危害事故处置与报告的负责部门、责任人。

（3）明确职业病危害事故处置与报告流程。

（4）明确职业病危害事故处置与报告的文件、资料及有关记录。

11. 职业病危害应急救援与管理制度编写要点

（1）明确制定职业病危害应急救援与管理制度的目的、依据。

（2）明确职业病危害应急救援的负责机构、责任人。

（3）明确职业病危害应急救援工作的目标分布。

（4）明确职业病危害应急救援的处置流程。

（5）明确职业病危害应急救援的文件、资料及有关记录。

12. 岗位职业卫生操作规程编写要点

（1）明确岗位及性质：明确各岗位存在职业病危害场所的危害因素、产生原因、防护措施、应急处置措施、本岗位安全操作程序和维护注意事项。

（2）编写时参考以下资料：

1）单位购买的可能产生职业病危害的设备中，应有中文说明书，在醒目位置设置有警示标识和中文警示说明。

警示说明应载明设备性能、可能产生的职业病危害、安全操作和维护注意事项、职业病危害防护措施等内容。

2）单位购买的可能产生职业病危害的化学品等材料中，应有中文说明书。说明书应载明产品特性、主要成分、存在的有害因素、可能产生的危害后果、安全使用注意事项、职业病危害防护和应急处置措施等内容。

可能产生职业病危害的化学品等材料的产品包装应有警示标识和中文警示说明。

13. 危险作业管理制度编写要点

（1）粉尘作业防护管理制度

1）明确粉尘作业防护管理制度的目的、依据。

2）明确粉尘作业防护管理工作的负责部门、责任人。

3）确定有粉尘作业的工作场所、工序、产生原因、防护措施。

4）明确粉尘作业的危害及程度。

5）明确粉尘作业的防护措施及管理办法。

（2）毒物作业防护管理制度

1）明确毒物作业防护管理制度的目的、依据。

2）明确毒物作业防护管理工作的负责部门、责任人。

3）确定有毒物作业的工作场所、工序、产生原因、防护措施。

4）明确有毒物作业的危害及程度。

5）明确有毒物作业的防护措施及管理办法。

（3）噪声作业防护管理制度

1）明确噪声作业防护管理制度的目的、依据。

2）明确噪声作业防护管理工作的负责部门、责任人。

3）确定噪声作业的工作场所、工序、产生原因、防护措施。

4）明确噪声作业的危害及程度。

5）明确噪声作业的防护措施及管理办法。

第二节　典型职业健康制度的编写实例

企业在编制职业健康管理制度时，一定要根据自己企业的实际，充分调研和收集资料、依据，才能够编写出既符合法律、法规要求，又适合于企业实际，便于管理和操作的管理制度。一般来说，需要收集的资料包括：企业安全健康相关法律、法规及其他要求；企业现行的操作惯例、规章、制度，包括规范和作业指导书等；企业各部门的职责分配等。

为了更好地理解职业安全健康管理制度的要求，下面选编了几个职业安全健康管理制度实例，供学习和参考。

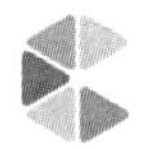

一、职业病危害防治责任制度实例

职业病危害防治责任制度

总　　则

一、为贯彻执行国家有关职业病危害防治的法律、法规、规章和标准，加强对职业病危害防治工作的管理，提高职业病危害防治的水平，切实保障劳动者在劳动过程中的卫生与安全，根据《中华人民共和国职业病防治法》和国家安全生产监督管理总局《工作场所职业卫生监督管理规定》的有关规定，特制定本制度。

二、本制度是从组织上、制度上落实用人单位职业病防治的主体责任，使各级领导、各职能部门、各生产部门和员工明确职业病危害防治的责任，做到层层有责，各司其职，各负其责，做好职业病危害防治工作，为劳动者提供安全卫生工作环境和条件。

三、本制度规定从用人单位领导到各部门职业病危害防治的职责范围，凡本单位发生职业病危害事故，以本制度追究责任。

四、为保证本制度的有效执行，今后凡有行政体制变动，均以本制度规定的职责范围，对照落实相应的职能部门和责任人。

各部门和人员的职责

一、主要负责人职责

（一）认真贯彻国家有关职业病危害防治的法律、法规、规章和标准，落实各级职业病危害防治责任制，确保劳动者在劳动过程中的卫生与安全。

（二）按照《工作场所职业卫生监督管理规定》第八条的规定，设置与用人单位规模相适应的职业卫生管理机构，配备专职或兼职的职业卫生管理人员，负责本单位的职业病危害防治工作。

（三）每年向员工代表大会报告用人单位职业病危害防治工作规划和落实情况，主动听取员工对本用人单位职业卫生工作的意见，并责成有关部门及时处理和解决提出的合理化建议和意见。

（四）每季度召开一次职业卫生领导小组会议，听取工作汇报，研究和制定职业病危害防治计划与方案。

（五）组织建立、健全本单位职业病危害防治责任制、规章制度和操作规程。

（六）督促、检查本单位的职业病危害防治工作，及时消除职业病危害事故隐患。

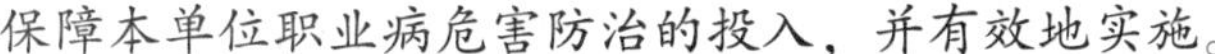

保障本单位职业病危害防治的投入，并有效地实施。

（七）组织建立并实施本单位的职业病危害事故应急救援组织和预案。

（八）及时、如实报告职业病危害事故。

（九）依法承担本单位职业病危害防治工作的领导责任。

（十）每年11月底以报告的形式向当地安全生产监督管理部门上报本单位年度职业病危害管理的情况。

二、分管职业卫生的负责人职责

在用人单位主要负责人的领导下，根据国家有关职业病危害防治的法律、法规、规章和标准的规定，直接领导和具体组织实施各项职业病危害防治工作，具体职责包括以下六个方面：

（一）组织制定职业病危害防治计划与方案，完善和修订职业卫生管理制度和职业卫生安全操作规程，根据各部门分工，明确各部门、各岗位人员职责并组织具体实施，督促并保证职业病危害防治经费的落实和专款专用。

（二）组织对用人单位员工进行职业卫生法律、法规的培训与宣传教育，普及职业病危害防治知识。对在职业病危害防治工作中有贡献的员工进行表扬、奖励，对违章者、不履行职责者进行批评教育和处罚。

（三）定期组织职业病危害防治工作巡查，对查出的问题及时研究，制定整改措施，落实部门按期解决，及时消除职业病危害事故的隐患。

（四）定期组织职业病危害防治工作组人员会议，听取各部门、车间、员工关于职业卫生有关情况的汇报，及时采取措施。

（五）如发生职业病危害事故，要科学应对及妥善处理，及时报告，积极配合有关部门进行调查和处理，对有关责任人予以严肃处理。

（六）依法承担职业病危害防治工作的直接责任。

三、技术部门的职责

（一）编制用人单位生产工艺、技术改进方案，规划安全技术、劳动保护、职业病危害防治措施等，改善劳动者工作环境和条件，采取措施保障劳动者健康权益。

（二）编制生产过程的技术文件、技术规程，制作和提供生产过程中的职业病危害因素种类、来源、产生部位等技术资料。

（三）对生产、防护设施进行维护保养、检修，确保安全运行。

（四）对本单位的职业病危害防治工作负技术责任。

四、职业卫生管理部门职责

（一）在用人单位职业病防治领导小组领导下，推动用人单位开展职业卫生工作，贯彻执行国家法律、法规和标准。

（二）组织开展对用人单位员工进行职业卫生培训教育，总结推广职业卫生管理先进经验。

（三）组织员工进行职业卫生检查，并建立职业卫生检查档案。

（四）认真开展职业病危害因素的日常监测。

（五）协助有关部门制定岗位工作制度、操作规程，并对执行情况进行监督检查。

（六）定期组织现场检查，对检查中发现的隐患，有权责令改正，重大隐患书面报告领导小组。

五、专(兼)职的职业卫生管理人员职责

（一）认真履行用人单位职业卫生管理部门职业卫生管理相关职责，贯彻落实国家、省、市等法律、法规、标准、规章制度。汇总和审查各项技术措施、计划，并且督促有关部门切实按期执行。

（二）组织参与对员工开展的职业卫生培训教育，检查督促员工正确使用个人防护用品。

（三）组织开展职业病危害因素日常监测，登记、上报、建档。

（四）协助有关部门制定职业卫生管理制度、职业安全卫生操作规程，对这些制度的执行情况进行监督检查。

（五）定期组织参与现场检查，对检查中发现的不安全情况，有权责令改正，或立即报告领导小组研究处理。

（六）参与职业病危害事故的调查处理。

（七）负责建立用人单位职业卫生管理台账和档案，负责登录、存档、申报等工作。

六、车间负责人职责

在分管负责人的领导下工作,具体职责:

（一）把用人单位职业病危害防治制度贯彻到每个具体环节。

（二）组织对本车间员工的职业卫生培训、教育、发放个人防护用品。

（三）督促员工严格按操作规程生产，确保个人防护用品的正确使用。严加阻止违章、冒险作业。

（四）定期组织本车间范围的检查，对车间的设备、防护设施中存在的问题，及时报领导小组，采取措施。

（五）发生职业病危害事故时，迅速上报，并及时组织抢救。

（六）对本车间的职业病危害防治工作负全部责任。

七、员工职业病危害防治职责

（一）参加职业病危害防治培训教育和活动、学习职业病危害防治技术知识，遵守各项职业病危害防治规章制度和操作规程，发现隐患及时报告。

（二）正确使用、保管各种生产器具、职业病防护用品和设施。

（三）不违章作业，并劝阻或制止他人的违章作业行为，对违章指挥有权拒绝执行，并及时向用人单位负责人汇报。

（四）当工作场所有发生职业病危害事故的危险时，应向监督管理人员报告，并停止作业，直到危险消除。

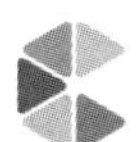

二、建设项目职业卫生“三同时”管理制度实例

建设项目职业卫生“三同时”管理制度

为预防、控制和消除建设项目可能产生的职业病危害，加强和规范建设项目职业病防护设施建设的监督管理，根据《中华人民共和国职业病防治法》和国家安全生产监督管理总局《工作场所职业卫生监督管理规定》等法律、法规、规章的要求，结合用人单位实际情况制定本制度。

一、建设项目职业病防护设施应当与主体工程同时设计、同时施工、同时投入生产和使用（以下简称职业卫生“三同时”）。职业病防护设施所需费用应当纳入建设项目工程预算。

二、用人单位对可能产生职业病危害的建设项目，应当向安全生产监督管理部门申请职业卫生“三同时”的备案、审核、审查和竣工验收。

建设项目职业卫生“三同时”工作可以与安全设施“三同时”工作一并进行。

三、建设项目职业卫生“三同时”工作实行分类监督管理。根据建设项目可能产生职业病危害的风险程度，分为职业病危害一般、较重、严重三类建设项目。

（一）职业病危害一般的建设项目，职业病危害预评价报告应向安全生产监督管理部门备案，职业病防护设施由用人单位自行组织竣工验收，并将验收情况报安全生产监督管理部门备案。

（二）职业病危害较重的建设项目，职业病危害预评价报告应当报安全生产监督管理部门审核；职业病防护设施竣工后，由安全生产监督管理部门组织验收。

（三）职业病危害严重的建设项目，职业病危害预评价报告应当报安全生产监督管理部门审核，职业病防护设施设计应当报安全生产监督管理部门审查，职业病防护设施竣工后，由安全生产监督管理部门组织验收。

四、对可能产生职业病危害的建设项目，用人单位应当在建设项目可行性论证阶段委托具有相应资质的职业卫生技术服务机构进行职业病危害预评价，编制预评价报告。

五、职业病危害预评价报告编制完成后，用人单位应当组织有关职业卫生专家，对职业病危害预评价报告进行评审。

用人单位对职业病危害预评价报告的真实性、合法性负责。

六、用人单位应当向安全生产监督管理部门申请职业病危害预评价备案或者审核，并提交下列文件、资料：

（一）建设项目职业病危害预评价备案或者审核申请书。

（二）建设项目职业病危害预评价报告。

（三）用人单位对预评价报告的评审意见。

（四）职业卫生专家对预评价报告的审查意见。

（五）职业病危害预评价机构的资质证明（影印件）。

（六）法律、行政法规、规章规定的其他文件、资料。

涉及放射性职业病危害因素的建设项目，用人单位需提交建设项目放射防护预评价报告。

七、建设项目职业病危害预评价报告经安全生产监督管理部门备案或者审核同意后，建设项目的选址、生产规模、工艺或者职业病危害因素的种类、职业病防护设施等发生重大变更的，用人单位应当对变更内容重新进行职业病危害预评价，办理相应的备案或者审核手续。

八、存在职业病危害的建设项目，用人单位应当委托具有相应资质的设计单位编制职业病防护设施设计专篇。

九、用人单位在职业病防护设施设计专篇编制完成后，应当组织有关职业卫生专家对职业病防护设施设计专篇进行评审。

用人单位应当会同设计单位对职业病防护设施设计专篇进行完善，并对其真实性、合法性和实用性负责。

十、对职业病危害一般和职业病危害较重的建设项目，用人单位应当在完成职业病防护设施设计专篇评审后，按照有关规定组织职业病防护设施的施工。

十一、对职业病危害严重的建设项目，用人单位在完成职业病防护设施设计专篇评审后，应当按照国家安全生产监督管理总局《建设项目职业卫生“三同时”监督管理暂行办法》第五条、第六条的规定向安全生产监督管理部门提出建设项目职业病防护设施设计审查的申请，并提交下列文件、资料：

（一）建设项目职业病防护设施设计审查申请书。

（二）建设项目立项审批文件（复印件）。

（三）建设项目职业病防护设施设计专篇。

（四）用人单位对职业病防护设施设计专篇的评审意见。

（五）职业病防护设施设计单位资质证明（影印件）。

（六）建设项目职业病危害预评价报告审核批复文件（复印件）。

（七）法律、行政法规、规章规定的其他文件、资料。

十二、建设项目职业病防护设施设计经审查同意后，建设项目的生产规模、工艺或者职业病危害因素的种类等发生重大变更的，用人单位应当根据变更的内容，重新进行职业病防护设施设计，并在变更之日起30日内办理相应的审查手续。

十三、建设项目职业病防护设施应当由取得相应资质的施工单位负责施工，并与建设项目主体工程同时进行。

十四、建设项目职业病防护设施建设期间，用人单位应当对其进行经常性的检查，对发现的问题及时进行整改。

十五、建设项目完工后，需要进行试运行的，其配套建设的职业病防护设施必须与主体工程同时投入试运行。

试运行时间应当不少于30日，最长不得超过180日，国家有关部门另有规定或者特殊要求的行业除外。

十六、建设项目试运行期间，用人单位应当对职业病防护设施运行情况和工作场所职业病危害因素进行监测，并委托具有相应资质的职业卫生技术服务机构进行职业病危害控制效果评价。

建设项目没有进行试运行的，应当在其完工后委托具有相应资质的职业卫生技术服务机构进行职业病危害控制效果评价。

用人单位应当为评价活动提供符合检测、评价标准和要求的受检场所、设备和设施。

十七、用人单位在职业病危害控制效果评价报告编制完成后，应当组织有关职业卫生专家对职业病危害控制效果评价报告进行评审。用人单位对职业病危害控制效果评价报告真实性和合法性负责。

十八、职业病危害一般的建设项目竣工验收时，由用人单位自行组织职业病防护设施的竣工验收，并自验收完成之日起30日内向安全生产监督管理部门申请职业病防护设施竣工备案，提交下列文件、资料：

（一）建设项目职业病防护设施竣工备案申请书。

（二）建设项目职业病危害预评价报告备案通知书（复印件）。

（三）建设项目立项审批文件（复印件）。

（四）建设项目职业病防护设施设计专篇。

（五）职业病危害控制效果评价机构的资质证明（影印件）。

（六）建设项目职业病危害控制效果评价报告。

（七）职业卫生专家对职业病危害控制效果评价报告的评审意见。

（八）建设单位对职业病危害控制效果评价报告的评审意见。

（九）建设项目职业病防护设施竣工自行验收情况报告。

（十）法律、行政法规、规章规定的其他文件、资料。

十九、职业病危害较重的建设项目竣工验收时，用人单位应当向安全生产监督管理部门申请建设项目职业病防护设施竣工验收，并提交下列文件、资料：

（一）建设项目职业病防护设施竣工验收申请书。

（二）建设项目职业病危害预评价报告审核批复文件。

（三）建设项目职业病危害控制效果评价机构资质证明（影印件）。

（四）建设项目立项审批文件（复印件）。

（五）建设项目职业病防护设施设计专篇。

（六）建设项目职业病危害控制效果评价报告。

（七）职业卫生专家对职业病危害控制效果评价报告的审查意见。

（八）建设单位对职业病危害控制效果评价报告评审意见。

（九）建设项目职业病防护设施施工和监理单位资质证明（影印件）。

（十）法律、行政法规、规章规定的其他文件、资料。

二十、职业病危害严重的建设项目竣工验收时，用人单位应当向安全生产监督管理部门申请建设项目职业病防护设施竣工验收，并提交下列文件、资料：

（一）建设项目职业病防护设施竣工验收申请书。

（二）建设项目职业病防护设施设计审查批复文件（复印件）。

（三）建设项目职业病危害控制效果评价机构资质证明（影印件）。

（四）建设项目职业病危害控制效果评价报告。

（五）职业卫生专家对职业病危害控制效果评价报告的审查意见。

（六）建设单位对职业病危害控制效果评价报告评审意见。

（七）建设项目职业病防护设施施工单位和监理单位资质证明（影印件）。

（八）法律、行政法规、规章规定的其他文件、资料。

二十一、分期建设、分期投入生产或者使用的建设项目，其配套的职业病防护设施应当分期与建设项目同步进行验收。

二十二、建设项目职业病防护设施竣工后未经安全生产监督管理部门备案同意或者验收合格的，不得投入生产或者使用。

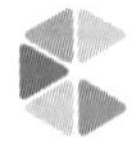

三、职业健康培训制度实例

职业病防治宣传教育培训制度

为提高员工的自我保护意识和能力，根据《中华人民共和国职业病防治法》和国家安全生产监督管理总局《工作场所职业卫生监督管理规定》的有关规定，结合本单位实际，组织对员工进行职业卫生法规、知识、操作规程、职业病危害防护设备和个人使用的职业病危害防护用品的正确使用、维护的培训，特制定本制度。

一、人事培训部门会同职业卫生管理部门对员工进行上岗前职业卫生培训和在岗期的定期职业卫生培训，宣传普及职业卫生知识，督促员工遵守职业病防治法律、法规和操作规程，指导员工正确使用预防职业病防护设备和个人使用的职业病危害防护用品。

二、人事培训部门会同职业卫生管理部门应根据法律规范等要求、用人单位实际情况及岗位需要，定期识别职业卫生宣传教育培训需求，制定、实施职业卫生宣传教育培训计划，提供相应资源保证。

做好职业卫生教育培训记录，建立职业卫生教育培训档案，实施分级管理，并对培训效果进行评估和改进。

三、职业卫生宣传

（一）用人单位利用公示栏、黑板报（墙报）、厂报、公示栏、会议、考试、张贴标语等形式定期开展职业卫生宣传。

（二）部门车间要利用班前班后会、安全报阅读、现场岗位职业病危害讲解以及职业病危害标志牌标识、公告栏等进行职业卫生宣传。

四、职业卫生教育培训

（一）培训内容

1. 职业卫生法律、法规与标准。

2. 职业卫生基本知识。

3. 职业卫生管理制度和操作规程。

4. 正确使用、维护职业病危害防护设备和个人防护用品。

5. 发生事故时的应急救援措施、基本技能等。

6. 职业病危害事故案例。

（二）培训的对象及方式

1. 单位主要负责人和职业卫生管理人员的职业卫生教育培训

参加经安全生产监督管理部门认定的培训机构组织的培训，并持证上岗。根据证件有效时间，到期进行复训。

2. 入厂新工人安全教育培训

凡入厂新工人、新调入人员、新分配的大中专学生、来厂实习人员，由人事部门通知安全生产和职业卫生管理部门，并由安全生产和职业卫生管理部门组织进行用人单位、车间、班组三级安全生产教育，经考试合格后，方准许上岗工作，成绩归档存查。

（1）单位级教育培训内容：

1）党和政府关于职业卫生的方针、政策、法令，如《中华人民共和国安全生产法》《中华人民共和国职业病防治法》等。

2）单位目标、管理组织、实施措施及生产工艺基本情况。

3）综合安全知识，用人单位主要危险区域和典型事故分析及防范措施。

4）用人单位的各种职业卫生管理制度和安全技术总则。

5）用人单位存在的职业病危害因素防治知识。

（2）车间级教育培训内容：

1）本车间安全生产和职业卫生组织及生产工艺流程。

2）本车间职业卫生操作规程、安全制度与规定。

3）本车间的主要职业病危害因素和典型事故的经验教训以及防范措施。

（3）班组级教育培训内容：

1）本班组生产组织及生产工艺流程。

2）本班组作业中的危害因素和应急防范措施。

3）本班组岗位劳动防护用品佩戴、使用规定。

4）本班组主要设备性能及安全规程以及主要环节的危害防范注意事项。

5）本班组职业卫生操作规程和职业病危害防治措施规定。

6）签订实施师徒合同，包学、包会、保安全。

3. 调换新岗位和采用新工艺人员的教育培训

凡调换新岗位人员和采用新设备、新工艺的岗位人员，要重新进行职业卫生教育培训，经考试合格后方准许上岗作业。

（1）用人单位安全生产和职业卫生管理部门负责组织进行职业卫生教育培训，内容按“入厂新工人安全教育培训”要求执行。

（2）采用新设备、新工艺的岗位人员，必须由专业技术人员进行专门的安全生产和职业卫生教育培训，考试合格后方可上岗作业。

（3）告知岗位工人新设备存在的危害因素以及防范措施。

4. 一般员工安全教育培训

（1）由用人单位每年对基层领导干部、班组长、专职安全人员进行一次安全管理和职业卫生知识教育培训，并考试存档。要求必须有签到表、教案、考试卷纸及考分花名册。

（2）为了不断提高员工安全意识和防治职业病危害意识，增强安全责任感，用人单位每年必须对员工进行不少于20小时的安全生产和职业卫生教育培训，要有计划、签到表、培训教案、考试卷纸及考分花名表。

（3）一般“三违”人员由车间进行安全教育培训，时间不少于一天；严重“三违”人员由用人单位安全生产和职业卫生管理部门进行安全教育培训，时间不少于一周，并将“三违”人员安全教育培训情况存档。

（4）培训方式：定期教育与不定期教育相结合，采用课堂教学、观看录像、现场

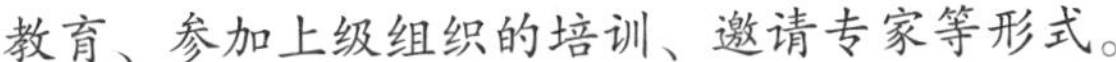
教育、参加上级组织的培训、邀请专家等形式。

五、培训时间：按照国家安全生产监督管理总局的《生产经营单位安全培训规定》执行。

六、建立员工教育培训档案资料：

1. 三级安全教育卡。
2. 员工的安全试卷。
3. 相关培训证书的复印件。
4. 其他有关资料。

七、用人单位主要负责人和财务部门应保证职业卫生宣传教育培训费用的落实。

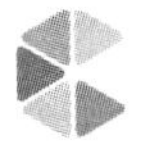

四、从业人员劳动防护用品管理制度实例

从业人员劳动防护用品管理制度

为认真贯彻《中华人民共和国职业病防治法》《中华人民共和国安全生产法》《作业场所职业健康监督管理暂行规定》《劳动防护用品监督管理规定》的相关规定，规范劳动防护用品的发放和使用，切实维护劳动者相关权益，特制定本制度。

一、劳动防护用品是企业免费发给劳动者个人使用保管的公共财物，是保护劳动者在生产过程中免遭或减轻职业危害的一种辅助措施，必须以实物形式发放，不得以货币或者其他物品替代。

二、劳动防护用品发放标准主要依据《××省劳动防护用品配备标准》执行，标准未列入的工种可根据企业实际需要，参照本单位同类工种相似条件发放。

三、劳动防护用品中的服装（含工作棉衣）结构及款式，必须符合安全生产的要求，具备永久性安全标识，做到领口紧、袖口紧、下摆紧。一些特殊场合所穿着的服装，不应有明口袋，不得使用金属附件，便于连接和解脱，适应作业时的肢体活动。

四、对于从事多种岗位作业的劳动者，应当按其主要作业工种发放劳动防护用品，如果从事其他工种作业时，可由部门提出申请，借用其所需要的防护用品。

五、凡员工工种有变动时，应及时办理手续变更现行工种的劳动防护用品（原工种的劳防用品发放使用时间相应延长）。

六、员工因某种原因离开原生产岗位不从事生产工作，在6个月以上，其防护用品应按实际离开时间相应延长使用期限或停发。

七、对于生产中必须佩戴的安全帽、安全带、绝缘防护用品、防毒面具、防尘（毒）口罩等特殊防护用品，必须建立定期品质检查和保养制度。使用前要注意检查，使用中要注意维护，使用后要注意保养。对受到过较大外力冲击的安全帽，发现有磨损、疵点的安全带及出现刺穿、破损的安全鞋等，应不受使用年限的限制，及时更换。不合格或失效的防护用品严禁使用。

八、特种劳动防护用品的购置，应根据工作场所及岗位要求编制计划，所采购的物品必须符合《中华人民共和国职业病防治法》中的相关规定及相关产品标准的技术要求，必须具备安全生产检测检验机构所出具的产品检验报告。

九、对于在易燃、易爆、烧灼及有静电发生的场所作业的作业人员，应当配备具有相应防护性能的阻燃服、酸碱类化学品防护服或防静电服等特种劳动防护用品。

十、企业的相关职能部门应对员工如何正确地使用劳动防护用品进行教育和培训，并开展突发事件应急演练活动，提高安全防范意识。

十一、凡领用绝缘防护用品及工具的部门或个人，在重新更换领取时，必须实行以旧换新的制度，以保证人身安全。不属领用绝缘工用具和劳动防护用品的部门或个人，需领用绝缘工用具和劳动防护用品时，必须提出申请报有关部门批准。

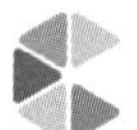

五、从业人员职业健康监护档案管理制度实例

从业人员职业健康监护档案管理制度

为履行对接触职业危害的从业人员进行职业健康监护的法定职责，规范职业健康监护工作，加强职业健康监护管理，保护员工健康，根据《中华人民共和国职业病防治法》《作业场所职业健康监督管理暂行规定》等法律、法规的要求，结合企业实际情况制定本制度。

一、企业职业健康管理部门根据企业存在的职业病危害因素的类别、接触水平等情况，严格按照《职业健康监护技术规范》的规定，组织从事接触职业病危害因素的从业人员有计划地到法定职业卫生技术服务机构进行职业健康检查。员工接受职业健康检查视同正常出勤。

二、组织拟从事接触职业病危害因素作业的新录用人员（包括转岗到该作业岗位的人员）、拟从事有特殊健康要求作业的员工进行上岗前职业健康检查。新进厂员工必须经职业健康检查合格后，方可从事接触职业危害因素作业。

三、每年至少组织一次对从事接触职业病危害因素作业的员工进行在岗期间的定期职业健康检查和异常人员的复查治疗。由企业职业健康管理部门和人事部门负责核实人员名单，制定体检计划并组织实施。

四、对即将离岗的从事接触职业病危害因素作业的员工，人事部门报职业健康管理部门，并共同组织其进行离岗前职业健康检查，未进行离岗体检的，不得解除或终止与其订立的劳动合同。

五、对体检中发现有职业禁忌证或有从事与职业相关的健康损害的员工应调离原作业岗位，并妥善安置；发现健康损害或需要复查的，应如实告知员工本人，并按照体检机构要求的时间进行复查或医学观察、治疗。

六、对疑似职业病病人应当按规定向所在地安全生产监督管理和卫生部门报告，并按照体检机构的要求安排其进行职业病诊断或者医学观察。

七、在设备生产、检修过程中如出现职业病危害因素严重超标，对遭受或者可能遭受急性职业危害的劳动者，职业健康管理部门应做好个体防护并及时组织进行健康检查和医学观察。

八、职业健康管理部门应当建立员工职业健康监护档案和企业职业健康监护管理档案，并按规定妥善保存，接受安全生产监督管理部门的监督检查。

（一）员工职业健康监护档案应包括以下内容：

1. 劳动者职业史、既往史和职业病危害接触史。

2. 相应作业场所职业病危害因素监测结果。

3. 职业健康检查结果报告及处理情况。

4. 职业病诊疗等劳动者健康资料。

5. 劳动合同告知书和教育培训考核资料。

6. 其他需要的资料。

（二）企业职业健康监护管理档案应包括以下内容：

1. 企业申报检测、组织员工体检、委托医疗机构服务等活动的委托书。

2. 职业病诊断报告。

3. 对职业危害患者、患有职业禁忌证者和已出现职业相关健康损害从业人员的处理和安置记录。

4. 企业在职业健康监护中提供其他资料和职业健康检查机构记录整理的相关资料。

5. 设备、设施的改进，隐患整改情况等。

九、企业不得安排未经职业健康检查的劳动者从事接触职业病危害的作业；不得安排未成年工从事接触职业病危害的作业；不得安排孕期、哺乳期女员工从事对本人和胎儿、婴儿有危害的作业；不得安排有职业禁忌证的劳动者从事所禁忌的作业。

十、职业健康检查、复查、医学观察、职业病诊疗费用由本企业负担。

十一、建立职业病危害事故后参加应急救援人员的职业健康体检制度。

复习思考题

1. 存在职业病危害的生产经营单位应当建立健全职业危害防治制度，其主要内容有哪些？

2. 各项职业卫生制度要求的主要依据是什么？

3. 各项职业卫生制度编制时的注意事项有哪些？

技能实训八：企业典型职业健康管理制度的编制

一、实训目标

1. 了解法律、法规对职业卫生管理制度的要求。

2. 能结合企业实际编制出符合要求、切实有效的各项职业卫生管理制度。

二、任务描述

某公司成立于2004年7月，为中外合资企业，位于某市某区，厂区总占地面积10×10^4 m^2，总建筑面积30 237 m^2，投资总额约为6亿元人民币，主要产品为：可变配气正时器、油门踏板模块、喷油器、燃油泵、汽车喇叭、速度传感器和火花塞等。公司劳动定员为1 020人，其中生产工人929人，各生产线的工作制为一班8小时/天工作制度，全年工作250天。

该公司的生产工艺有冲压、切削、打磨、焊锡、烘烤、印刷、喷漆组装等，生产过程中可能存在的职业病危害因素主要有噪声、高温、乙醇、溶剂汽油、总烃、苯、甲苯、二甲苯、乙酸乙酯、乙酸丁酯、乙酸戊酯、丙酮、丁酮、丙烯酸、丙烯酸甲酯、环己烷、苯酚、云母粉尘、金属粉尘、矽尘、铜烟、铝尘和锡烟等。

该公司的职业卫生管理制度的方针为“健康至上、以人为本、遵守法规、持续改进”。该公司已实施ISO 14001环境管理体系和OHSMS 18001职业健康安全管理体系，并已委托某市职业病防治院进行了职业病危害控制效果评价。该公司根据《中华人民共和国职业病防治法》及相关法规、标准的要求，并在某市职业病防治院的指导下，制定了一系列职业卫生管理制度，不断提高和改进工厂安全、健康和环保状况，为员工创造了一个安全健康的工作环境，从而达到预防各类事故的发生和预防财产损失的目的。

为了帮助企业建立较完善的职业卫生管理制度，按照相关法律、法规要求，根据职业健康制度的编写要点，结合公司实际情况，编制以下5项职业卫生管理制度的具体内容：①职业病防治宣传教育培训制度；②职业病防护设施维护检修制度；③职业病危害防护用品管理制度；④职业病危害监测及评价管理制度；⑤劳动者职业卫生监护及其档案管理制度。

三、知识要点

1. 职业卫生教育培训是指针对有关作业环境对劳动者健康的影响，提出改善作业环境、保护劳动者健康、防治职业病危害、预防职业病措施的技术业务知识和实际操

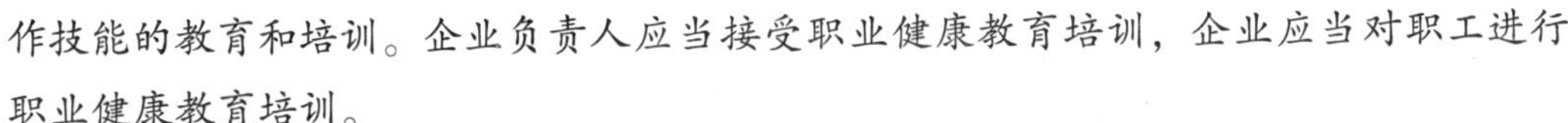

作技能的教育和培训。企业负责人应当接受职业健康教育培训，企业应当对职工进行职业健康教育培训。

2. 职业病防护设施是指以控制或者消除生产过程中产生的职业病危害因素为目的，采取通风净化系统或者采用吸除、阻隔等设施以阻止职业病危害因素对劳动者健康影响的装置和设备。

3. 劳动者个人使用的防护用品，是指劳动者在劳动过程中使用的可以防止职业病危害因素，有效地保护劳动者身体健康的个人用品，如隔热工作衣物、防毒口罩等。这是保护劳动者在劳动过程中的健康所必需的一种预防性装备。

4. 对职业病危害因素的监测，主要是监测职业病危害因素的浓度或者强度是否符合国家职业卫生标准。职业病危害因素监测必须由专门的人员负责，并且要每天进行监测。

5. 职业健康监护档案是记录劳动者职业史、职业病危害接触史、职业健康检查结果和职业病诊疗等有关个人健康资料的各类档案的总和。

四、注意事项

1. 应明确制定各项管理制度的目的、内容、依据及适用范围。

2. 依据各项管理制度编制要点进行编制时，注意和企业实际相结合，要有针对性。

五、总结与思考

1. 说明职业健康管理制度在企业职业病防治中的作用。

2. 说明企业在制定和执行各项职业健康管理制度时的注意事项。

参考文献

［1］杜翠凤，蒋仲安．职业卫生工程［M］．北京：冶金工业出版社，2017.

［2］曾繁华，邹碧海．职业卫生［M］．北京：中国质检出版社、中国标准出版社，2015.

［3］朱建芳．职业卫生工程学［M］．北京：煤炭工业出版社，2014.

［4］马骏．实用职业卫生学［M］．北京：煤炭工业出版社，2017.

［5］周志俊．化学毒物危害与控制［M］．北京：化学工业出版社，2007.

［6］刘景良．化工安全技术［M］．北京：化学工业出版社，2014.

［7］贺启环．环境噪声控制工程［M］．北京：清华大学出版社，2011.

［8］王建龙，何仕均．辐射防护基础教程［M］．北京：清华大学出版社，2012.

［9］武洪才，刘建，王毅．职业安全健康培训教材［M］．北京：中国石化出版社，2011.

［10］刘移民．职业病防治理论与实践［M］．北京：化学工业出版社，2010.

［11］孟超．职业卫生监督与管理［M］．北京：中国劳动社会保障出版社，2010.

［12］何永坚．中华人民共和国职业病防治法解读［M］．北京：中国法制出版社，2012.